장청몸청

장청몸청

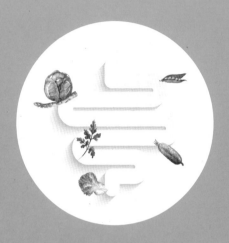

최송철 지음

공감

십수 년 전 최송철 원장님의 건강 강의로 건강에 대해 새롭게 눈을 뜬 기억이 있던 차에 추천사 부탁을 받고, 한편으론 부담이 되었고 한편으로는 가슴이 많이 설레었다.

저자는 30대 초반부터 건강 강의를 해 왔고, 많은 사람에게 건강법을 알기 쉽게 설명하여 많은 열정적인 팬들을 가지고 있음을 알기에, 혹시 누가 되지 않을까 하는 염려와 함께 신간에 대한 기대감도 있었다. 건강에 관심이 없는 사람도 저자의 강의를 듣는 것만으로도 열성 팬들이 되는 것을 보면 무언가 차별화된 것이 있기 때문이리라.

이는 어릴 때부터 허약하게 태어나 죽을 고비를 여러 번 넘기게 되면서 일찍부터 건강법에 관심을 가지게 되었고, 또한 지적 호기심이 많았기에 건강 관련 책과 세미나 등을 통해 습득한 방대한 지식과 경험을 바탕으로 건강에 대한 기본 원리를 터득할 수 있었음에 기인한다.

또 저자는 전기공학을 깊게 공부한 연구원 출신이라서 그런지 인체를 단편적으로 나누어서 보는 현 질병치료 방식과 의료 지식에 문제를 제기하며, 인체는 전체적인 유기체로 보고 접근해야 하고, 어느 한 증상만을 보고 해결해서는 건강 문제를 올바로 해결할 수 없다는 신념이 철저하다. 즉 생명현상을 자연환경과 개체 환경의 통합적 시스템으로 보고 접근해야 한다는 생각으로, 생명은 균형과 조화가 핵심 포인트임을 역설하고 있다.

일반 의사들과는 달리 개인의 체험과 많은 임상을 바탕으로 터득한 내용이 대부분이기에 이 책은 단순한 지식을 나열한 책이 아니라 깊이 탐구하고 고민해서 삶에 적용해 보고 터득한 지혜서라는 느낌이 많이 들었다. 또한 인체는 자연의 일부이며, 자연의 오묘한 진리가 인체에 그대로 적용되고 있다는 깨달음을 주는 책이다.

모든 생명체는 자연에서 왔으며 인체는 항상 생명을 유지하고 최적화하는 방향으로 자연치유력이 작동한다는 사실에 근거를 두고 구술하는 형식으로 쓰여졌기에 손에 잡으면 누구나 금방 끝까지 쉽게 읽을 수 있다.

체온과 소화, 독소, 면역, 디톡스 등 건강의 가장 핵심적인 주제를 건강 전문가의 눈으로 자연현상에 비추어 재해석해 주기 때문에, 건강법이 어렵다고 생각하는 분들에게는 건강법이 결코 어렵지 않다는 것을 보여 주고, 건강법에 대해 어느 정도 지식이 있는 사람들에게는 자연원리 이면에 감춰져 있는 숨은 진실을 밝혀 주어 많은 통찰력과 영감을 주는 책이다.

건강법에 관심 있는 모든 분에게 기꺼이 일독을 권한다.

2023. 9. 24. 서울 서초구 반포동 서래마을에서

─ 장영 (경영학박사 Ph.D, 『시크릿! 건강 핸드북』의 저자)

오랫만에 기쁜 소식을 접했다. 저자 최송철 선생은 오랫동안 건강법을 연구하고 실천하고 가르쳐 온 전문가이다. 개인적으로는 건강을 위해 영양과 운동만 생각하던 20여 년 전에 새로운 관점을 전해 준 은인이다. 돌이켜 보면 어려운 용어와 수치에 매몰되지 않는, '자연스러운' 건강법에 눈뜨게 된 좋은 만남이었다.

'무엇을 먹는가'보다 '무엇을 먹지 않는가'가 더 중요하다고 배웠다. 덕분에 야식과 간식을 피하게 되었고, 아침 식사는 아예 하지 않거나 가볍게 먹게 되었다. 싱겁게 먹으려고만 애쓰다가 건강한 소금을 충분히 먹으려 노력하게 되었다. 찬 것보다 따듯한 것을 찾게 되었다.

몸이 가벼워졌고, 더 건강해졌고, 활력이 더 커졌다. 나와 가족뿐만 아니라 많은 리더가 건강에 대해 새로운 통찰력을 갖게 되었고, 더 깊이 공부하게 되었고, 그래서 더 건강해졌다.

저자인 최송철 선생은 건강과 질병에 대해 현대의학이나 기존의 여러 요법과는 상당히 다른 방법으로 접근한다. 질병과 건강 문제에 접근하는 그의 방법과 통찰력은 정말 놀랍다. 오랫동안 그의 강의를 들어 온 사람 중 한 명으로서 이 책에서 질병과 건강 문제에 접근하는 그의 방식에 여전히 전과 동일한 감탄과 놀라움을 금할 수 없었다. 이 책을 읽으시는 독자들도 저와 똑같은 경험을 하시리라 생각한다. 이 책이 건강 문제로 어려움을 겪고 있는 많은 분에게 건강을 되찾는 놀라운 선물이 될 것임을 확신한다.

그동안 강의를 통해서만 들을 수 있던 선생의 건강 이론을 이제 책으로도 읽을 수 있게 되었으니 『장청몸청』의 출판 소식이 반가울 수밖에 없다. 나뿐만 아니라 다른 많은 분에게도 이 책이 건강한 삶에 더 가까워지는 새로운 관점, 새로운 도전의 계기가 되리라 믿는다.

2023.9.24.

— 주재오(한국암웨이 100+FCA, 공학박사)

40대 초반부터 당뇨 약을 달고 살았습니다. 당뇨 약을 10년간 섭취하는 동안 당 조절이 안 되어서 인슐린 주사를 통해 조절해야 했습니다. 7가지 약을 먹었음에도 불구하고 통증이 죽을 만큼 견디지 못해 유서까지 써 놓고 죽으려는 결심까지 했습니다. 그러던 어느날 최송철 원장님을 만나 건강 프로그램을 통해 약 다 끊고 40대의 건강한 제2의 인생으로 살아가고 있습니다.

― 대구 윤혜숙 62세

하체부종 만성피로로 누우면 등이 아프고, 앉으면 엉덩이뼈가 아팠습니다. 오래 서 있으면 고관절 쪽이 통증이 심했습니다. 나의 건강법이 잘못된 것임을 원장님 강의를 들으면서 깨닫게 되었습니다. 53살에 이 정도인데 60살 되어 생각하니 끔찍했습니다. 원장님 건강 프로그램을 열심히 따라 했습니다. 4개월 동안 15kg 감량 성공과 함께 요요현상 없이 제2의 인생을 살게 되어 너무 행복하고 좋습니다.

― 경주 김경희 50대

간호사로서 많은 환자를 케어하며 병원에서도 해결할 수 없는 건강의 문제에 대해 깊이 고민을 했습니다. 그러다 최송철 원장님을 만났고, 그 모든 고민이 해결되었고, 진정한 건강과 행복을 찾았습니다. 앞으로도 원장님의 열정과 지도력으로 많은 사람에게 희망과 기회를 제공할 거라 믿습니다. 진심으로 감사드립니다.

― 경기광주 김사랑 20대

어릴 적 100일 전에 왼쪽 팔다리 소아마비를 앓았습니다. 67세에는 넘어져서 무릎연골 파열로 약을 복용했는데, 약의 부작용으로 전신이 굳어 버려 걷지도 눕지도 못할 지경이었습니다. 요양병원행 직전에 최 원장님을 만나 지금은 거동의 불편함 없이 건강한 삶을 누리며 살고 있습니다. 꿈만 같습니다.

― 경주 장정선 70대

초등 6학년 이후로 항상 비만이었어요. 고혈압, 고지혈증, 당뇨, 부인과 질환, 절단되는 것 같은 팔 통증/손발 저림으로 신경계통 약을 복용하고 있었어요. 절망적이었습니다. 그러나 지금은 최송철 원장님 만나 18kg 감량해서 예뻐지고, 모든 약 다 끊고, 에너지 넘치는 제2의 청춘을 살고 있습니다. 원장님을 만난 건 제 인생의 큰 행운입니다. 감사합니다.

― 전주 김인경 50대

15년 협심증과 약으로 부어 몸무게 72kg이었던 제가 사위 소개로 최송철 원장님을 만나 70세에 새로운 생을 살고 있습니다. 약도 끊고 12kg이 감량되고 지금도 일하고 있습니다. 다이어트가 물과 운동이 아니란 말씀을 믿었기에 새로운 삶을 살고 있습니다. 정말 감사합니다.

― 광주 고영자 70대

환절기 때마다 한 달 정도는 이비인후과약을 달고 살았는데, 옷 속에 조금씩 스며드는 바람에도 당당해졌고, 비염환자들만이 알 수 있는 그 삶의 질이 확연히 높아졌습니다. 원장님을 만난 게 저에게 는 최고의 선택이자, 선물이었습니다.

― 천안 이진아 40대

산후풍 후유증으로 심부전증, 호흡곤란, 신장염과 갑상선에 다발 성 물혹과 전신 시림 증상, 허리디스크 파열로 통증에 시달리면서 마지막엔 대소변 정지로 부종이 심했습니다. 수술 취소하고 원장님 조언을 받아 지금은 여자로서의 건강한 삶과 날씬하고 예쁜 몸매로 살아가고 있습니다. 원장님을 만나 저는 새롭게 태어났습니다.

― 경주 최은정 40대

원장님을 통해 다이어트에 성공했고, 외모도 준수한 멋진 자기 관리남이 되었습니다. 더 나아가 최송철 원장님을 멘토로 삼아 제2 의 인생을 살고 있는 지금, 이 순간을 감사하며 만족하게 살아가고 있습니다. 감사합니다.

— 천안 이재호 40대

30~40대에 류머티즘 자궁암 질환으로 건강을 잃어 무기력한 생활로 삶에 희망이 없었습니다. 그러나 지금은 최송철 원장님의 건강법으로 건강을 찾으면서 60대 중반에 50대의 젊음으로 멋지고 예쁘게 건강한 몸으로 잘 살고 있습니다. 감사합니다.

— 전주 한금심 60대

남편이 미네랄 불균형과 췌장염으로 대학병원에 입원하면서 많은 건강 이상이 발견되었습니다. 최송철 원장님 만나 프로그램 진행하면서 모든 약을 끊고, 덤으로 비문증까지 없어져서 지금은 건강을 되찾아 전국 여행 다니며 잘 지내고 있습니다. 저희 부부에게는 행운이었습니다.

— 청주 안신자 60대

최 원장님을 만나 자연식습관 자연건강법으로 바꾼 후 22년 먹던 당뇨 약 끊고 18kg이 빠져 5년째 유지 중입니다. 더 예뻐지고 있습니다. 30대, 40대, 50대 초반의 뚱뚱하고 아팠던 삶이 180도 바뀌어 새로운 건강한 삶을 살고 있습니다. 감사합니다.

— 평택 윤민영 50대

미용실 운영하면서 폐와 장이 안 좋아서 병원만 다니다 원장님 만나 너무 좋아져서 병원도 안 가고 중국에 사는 외동딸과 사위도 같이 프로그램하면서 너무 감사해 하며 행복하게 살고 있습니다.

— 청주 오○○ 50대

갑상선암 전절제 수술 후 8년 넘게 저림 증상으로 살다 최송철 원장님 만나서 프로그램하면서 증상이 없어지고 건강하게 지내고 있습니다. 감사합니다.

— 평택 차경숙 40대

인명재천이라는 말이 있습니다. 인간의 명은 하늘에 딸렸다는 말로 풀이되지만 인간의 생명은 하늘이 맺어 준 인연에 의해 결정된다고 나는 풀어 말합니다. 최송철 원장님과의 인연은 새 생명을 잉태합니다.

— 창원 장재원 60대

어릴 적부터 알레르기 비염 증세로 항상 콧물과 재채기를 안고 살았는데 이제는 꽃 구경도 다닐 수 있고 환절기가 더 이상 두렵지 않답니다.

— 전주 박희영 60대

소아비만에서 고도성인비만중에 각종 피부 질환과 자가면역질환에 시달리다 치유하고 이제는 건강한 삶을 살게 되었습니다. 원장님 만나서 인생 자체가 바뀌어 갑니다.

— 전주 최초이 40대

23년간 고혈압 약을 먹고 있었고 허리디스크로 걸음도 많이 불편했던 사람입니다. 원장님 만나 혈압 약 끊게 되었고 허리디스크도 너무 좋아져서 너무 행복하고 감사한 날들을 보내고 있습니다. 너무 감사합니다.

— 청주 백명옥 60대

평생 알레르기가 심해 고생했고, 변비, 비염, 축농증, 심한 저혈압으로 고생하다가 원장님 만나 모두 좋아져서 나이보다 젊고 건강히 행복하게 살고 있습니다. 감사합니다.

— 서울 김임남 70대

결혼 후 몇 년 동안 임신이 안 되어서 고민 중에 원장님을 만났습니다. 몸을 따뜻하게 하는 프로그램으로 임신을 했고, 예쁜 딸을 낳아 행복하게 잘 살고 있습니다.

— 청주 ○○○ 30대

유방암 수술 후 항암치료 하던 중 대퇴골이 골절되는 사고를 당했습니다. 원장님을 만나 건강법을 꾸준히 실천했습니다. 얼마 전 유방암 완치 판정을 받았고, 예상과는 달리 3개월 만에 두 다리로 걸을 수 있었습니다. 오미자와 더덕 농사를 지을 만큼 건강해졌답니다.

― 전주 김선순 60대

늦둥이 출산 후 급격히 증가한 체중으로 성인병까지 얻었습니다. 고생 중에 최송철 원장님을 만나 20kg 감량했습니다. 무엇보다 하체 비만이 해결되어 요즘은 스키니진도 입는답니다. 여자로서의 새로운 삶을 살고 있습니다.

― 전주 조진아 40대

당화혈색소 7.4 수치로 당뇨 약을 복용하다가 최송철 원장님을 만났습니다. 지금은 당뇨 약 끊고 정상 혈당 수치를 유지하고 있습니다. 갈수록 점점 젊어진다는 소리를 많이 듣고 있어요.

― 전주 이금순 50대

이유를 알 수 없는 통증으로 매주 3회씩 마사지를 받는 삶이었습니다. 우연히 전달받은 원장님 건강법으로 새 삶을 찾았습니다. 남편이 너무 좋아합니다. 고등학교 시절 개미허리 몸매 유지 중입니다.

― 익산 김민정 60대

테니스 코치 생활로 매일 운동을 하지만 몸은 날로 비대해졌습니다. 늘어난 체중으로 무릎에 문제가 생길 무렵 원장님 건강법을 만나 10kg 감량, 지금은 코트 위에서도 움직임이 가볍답니다. 발톱 무좀 사라진 건 덤이랍니다.

— 전주 김우준 40대

고혈압, 고지혈, 당뇨, 관절 약 복용 중에 원장님 건강법을 이해하고 실천했습니다. 계단 오르내리기가 힘들어 고생이었는데 이제는 가볍습니다. 모든 약을 끊었습니다. 이번 여름에는 예쁜 샌들도 사서 신었습니다. 행복합니다.

— 전주 이경주 60대

스트레스성 탈모와 원형 탈모로 고생하던 중 원장님 건강법을 알게 되었습니다. 한 움큼씩 빠지던 머리카락이 거짓말처럼 줄어들게 되어 사촌 언니에게까지 전달했답니다. 참 저희 남편도 고혈압 약 끊고 8kg 감량해서 배불뚝이에서 훈남되었어요.

— 전주 정은숙 50대

23년 동안 알레르기비염 환자였는데 최송철 원장님 덕분에 6년째 병원 한 번 간 적 없고 약 한 번 먹은 적이 없을 정도로 건강하고 행복하게 잘 지내고 있습니다. 지금은 소중하고 사랑하는 사람들에게 건강법을 알려 주어 더 많은 사람을 건강하게 해 주고 있습니다.

― 평택 박미란 40대

무릎관절 수술을 앞두고 동생의 권유로 원장님을 만났습니다. 지금은 일주일에 5일 노인 일자리 센터에 다닐 만큼 건강해졌습니다. 다시 일을 할 수 있다니 제2의 인생을 사는 기분입니다.

― 전주 김선애 70대

간농양으로 힘들게 지내던 2018년 3월, 원장님을 만나 새로운 인생을 살고 있습니다. 세상에서 가장 잘한 일이라면 최송철 원장님을 만난 것입니다. 감사드립니다.

― 평택 신동복 50대

갑작스런 간경화 진단을 받고 나서 이식할 간을 찾는 수밖에 없다고 하고 체중도 30kg가량 빠지면서 복수천자를 주 1회 해야만 했습니다. 최송철 원장님을 만나 실천하면서 이식하지 않고 지금은 정상적인 생활을 유지하고 있습니다. 저에겐 너무 감사한 선물입니다.

― 평택 김정훈 30대

코로나 후유증으로 심한 가슴 통증과 손발 저림에 시달리다 자담인 최송철 원장님을 만나 건강을 되찾아 내 인생의 최고의 행복한 삶을 살고 있습니다.

— 안중 김은샘 50대

40대 초반에 당뇨가 올 정도로 식습관이 나쁘다 보니 살도 많이 쪘었지만 특히 기미가 심해 안 해 본 것이 없던 제가 최송철 원장님을 만나 몸도 아가씨 때 몸으로 돌아가고, 피부 또한 다들 부러워하는 피부로 바뀌어 매일매일이 크리스마스입니다. 감사합니다.

— 평택 박소영 50대

만성위염과 생리통으로 인해 20년 넘게 진통제 복용하며 평생 여드름 피부로 살았던 제가 지금은 최송철 원장님 만나 건강하고 지혜로운 삶을 살고 있습니다. 정말 정말 감사합니다.

— 평택 신아영 30대

햄버거/피자집 직원으로 6년간 일을 하다 보니 손목 발 저림, 또 비만으로 82kg이었는데 원장님 만나 20kg 감량해서 지금은 행복한 삶을 살고 있습니다.

— 평택 엄현옥 50대

직장 생활하다 건강을 잃었습니다. 퇴행성관절염, 고지혈증 약

먹고, 이석중, 갱년기로 인하여 밤에 잠도 못 자고, 움직이는 종합병원이었습니다. 최송철 원장님을 만나서 식습관을 바꾸고 생활이 바뀌기 시작하여 이젠 직업을 아픈 분을 위하여 체온을 올려 줄 수 있는 주열기 수기를 하며 이 직업이 천직이구나 하고 즐겁게 살아가고 있습니다. 제2의 삶의 인생에 보람을 느낍니다.

— 평택 안옥자 50대

축농증 수술 2번, 포도막염, 생리통으로 인한 편두통, 손 발 저림 등으로 고생했지만 최송철 원장님을 만난 지금은 모든 약을 싹 끊고 아프더라도 두려움 없이 잘 극복할 수 있음에 행복합니다.

— 평택 서미영 40대

40대부터 두통 한 번 오면 약을 3일은 먹어야 통증이 사라졌어요. 50대에는 유방암 수술을 하면서 최송철 원장님과 인연이 닿아서 지금은 프로그램 하면서 약도 끊고 건강하게 매사에 감사한 맘으로 살고 있습니다.

— 평택 권종순 50대

저는 코로나로 혈압과 맥박이 불규칙해지고 극심한 두통으로 살고 싶지 않아 밤에 딸에게 유서까지 쓸 정도로 괴로웠답니다. 최송철 원장님을 만나 병원과 이별하고 지금은 건강한 몸으로 새롭게 다시 살고 있습니다. 감사합니다.

— 평택 한순덕 60대

항상 다닐 때마다 어깨 목이 뭉쳐서 피곤하고 졸립고 배에 돌덩이처럼 매달려 힘들었지만, 최송철 원장님 만나서 새로운 제2인생을 살아갑니다. 감사합니다.

— 안중 이예원 50대

허리 협착증과 측만증으로 5분 이상을 걸을 수 없을 만큼 허리통증과 다리 저림 증상으로 수술을 기다리고 있던 중에 최송철 원장님을 만나면서 수술 없는 삶을 살게 된 정말 운 좋은 68세 사람입니다. 원장님은 저의 은인이며 기적입니다!

— 서울 안복희 60대

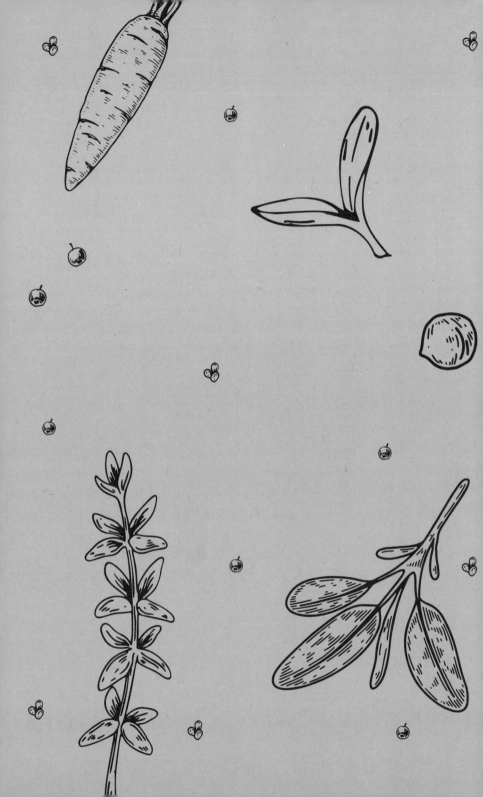

나는 남쪽 섬에서 농가 집안의 막내로 태어났다. 부모님께서 무척이나 사랑스러워하셨던 것 같다. 돌을 바로 지나 걸음마 좀 할 무렵, 아버님께선 요즘 미니 자동차에 해당되는, 애가 겨우 탈 수 있는 달구지를 손수 만들어서 나를 싣고 동네를 끌고 돌아다니셨고 하니.

쿠션이 없는 딱딱한 나무바퀴로, 비포장도로 마을 안 길을 타고 다니면서, 달구지 난간에 옆구리를 자주 부딪혔나 보다. 갑자기 아파서 병원에 갔더니 처음엔 원인을 모르다가 나중에야 늑막염으로 판명되었다. 하지만 많이 늦었고, 또 당시엔 힘든 수술이었다고 한다. 간까지 염증이 생겨 간을 1/3을 잘라 내고도 모자라 옆구리 갈비뼈 위로 구멍을 두 개나 뚫어 호스로 고름을 병에 계속 받아 냈고, 음식을 먹지 못해서 목에 구멍을 뚫어 호스를 통하여 식도로 직접 젖을 짜서 넣어 주었다 한다. 지금도 흉터가 남아 있다.

고통이 심해서 고사리 같은 손으로 이마를 후벼 파서 이마 뼈가 드러날 정도였다. 그래서 침대에 손을 묶어 놨다고 한다. 결국 병원에서 치료가 안 되어 집으로 들어왔고, 집에서 며칠 지내다 호흡을 멈췄다.

본가는 꽤 넓은 임야를 보유하고 있었다. 그래서 땔감이 없어 겨울나기가 힘들었을 당시에도 우리는 장작으로 겨울 내내 따뜻하게 지낼 수 있었다. 그런 본가 소유 산 정상에 '사자바위'라고 하는 바위 벼랑의 절벽이 있었다. 절벽의 높이가 8미터 정도 될 것이다.

아이가 숨이 멈추자 아버님은 그 벼랑 밑에 묻기 위해 곡괭이질을 했는데, 그 과정에서 홑이불에 쌓인 아이가 다시 숨을 쉬는 것을 보고 차마 묻지 못하고 데려와 미음을 먹였더니 놀랍도록 힘차게 받아먹었다고 한다. 어머님께선 '죽더래도 먹고나 죽거라'라는 심정으로 계속 먹였는데, 다음 날부터 놀랍도록 회복되더니 결국 살아났다. 보험 제도도 없던 시절, 지폐를 베개로 쓸 만큼의 돈 뭉텅이들을 병원에 지불했다고 자라면서 듣곤 했다. 동네 사람들이 그 사실을 알고 비웃기를 "돈 자랑한다"고 했고,

그래서 나중에 동네 어른들은 나를 "도살이"라고 부르셨다. 도살이는 돈살이로, '돈으로 살았다'는 뜻이었다.

어릴 때부터 건강에 관심이 많아서 중학교 시절에 벌써 신문의 건강 칼럼을 스크랩 할 정도였다. 그리고 30세 전후부터는 나름대로의 건강법을 전파하기 시작했다(돌이켜 보면 부끄럽지만). 동물의 해부에도 관심이 많아 시골의 크고 작은 가축들을 도축할 때면 식사를 거르면서도 구경을 했고, 인체 해부도를 늘 갖고 다닐 정도였다. 지금까지도 건강과 관련한 거라면 그야말로 닥치는 대로 수집하며, 각종 침, 뜸, 사혈 요법과 영양학, 체질 의학, 식이요법, 해독 요법, 온열 요법, 괄사 요법, 운동요법, 장부학, 단식요법 등 실로 접할 수 있는 건강 관련 서적, 세미나, 프로그램 등을 최대한 접하고 있다. 그 과정에서 나는 진정한 '자연스러운 건강법'을 발견했고 그 원리로 힐링 캠프를 정기적으로 운영하고 있다.

그러는 과정에서 자연을 알게 되었다.
그리고 건강에 대한 모든 혼돈이 풀렸다.
생각하면 할수록 참으로 감사할 일이다.

1.

당신이 알고 있는 건강 상식이
위험한 이유

상식이라는 것은 사실 가장 안전해 보이지만 한편으로는 가장 위험한 것이기도 하다. 반드시 진리가 될 수는 없기 때문이다. 오히려 진리를 왜곡하고 원치 않는 결과까지 초래하는 경우가 많은 것을 역사를 떠나 개인적인 경험을 통해서도 우리는 익히 알고 있다.

잘못된 상식이 위험을 초래할 수 있는 대표적인 분야 중의 하나가 바로 우리 인체와 건강에 관한 것이다. 한때는 유럽에서 멀쩡한 대장을 제거하는 시기가 있었다고도 한다. 대장의 독소가 병의 원인이라고 해서 그랬다고 한다. 우리나라도 60년대에 멀쩡한 맹장을 제거하는 사례들이 있었던 걸로 안다. 맹장을 필요 없는 퇴화된 장기로 보았고 맹장염을 예방하기 위해서 그랬단다. 유방암, 자궁암을 예방하기 위해서 미리 절제하는 어리석음과 뭐가 다른가?

'억측'이 '진리'로 포장되기도 하고, '예측'에 불과한 것이 '사실'이라는 이름으로 알려져 왔고 지금도 진행 중인 것이다. 자연현상에서 배우고 모방하고 카피한 과학이 자연의 위에 서려 하는 인간의 교만성의 결과다. 생명현상을 자연환경과 개체 환경의 통합적 시스템으로 보지 못하고 갈수록 미시적이고 단편적 현상만을 바라보는 흐름도 그 결과 중의 하나로 생각된다.

물에 관한 이야기를 예로 들어 보자. 하루에 최소 2리터의 물을 마셔야 한다는 전문가들의 말에 어느 때부터 수시로 많은 물을 마시는 사람이 늘어났다. 인체의 약 65~70%가 수분이고 인체 내의 모든 화학반응과 대사과정에서 물은 필수적이어서 자주 많이 마시라 한다. 하지만 이것을 인체의 오장육부와 관련해 시스템적으로 논하면 이야기는 달라진다.

물을 지나치게 마시면 위 기능과 속 체온이 떨어져 소화 시스템에 문제를 일으킨다. 소화의 환경은 장 속의 온도다. 온도가 낮으면 이상 부패가 일어나 독소와 가스와 유해균의 증식을 가져온다.

온수도 다를 바 없다. 시간이 지나면 식어지고 체온을 뺏어 간다. 갑자기 추워지면 화장실이 붐비는 이유이다. 체온 유지를 위해 수분을 배출하기 위한 우리 몸의 반응인 것이다. 냉(冷), 습(濕), 빙(氷), 한(寒) 등이 모두 물(水)이 들어 있다. 속 체온이 체액의 흐름을 결정짓는다.

물은 갈증을 느낄 때 마셔야 한다. 모든 동물이 그렇고 식물도 그러하다. 그것이 자연의 법칙이고 순천(順天)인 것이다. 인체는 갈증을 느낄 때 정체된 수분이 제거되며 체온 상승이 일어나 복부 냉기가 빠진다. 그에 따라 순환이 일어나는 것이다.

이처럼 물을 마시는 것 하나만 해도 자연의 이치를 바탕으로 한 통합적 시스템에서 바라보면 전혀 다른 결론이 나오는 것이다.

한 가지 예를 더 들어 보자.

탯줄 안의 제대혈과 양수, 모체혈액, 모유의 염도는 같다. 분유를 먹는 젖먹이와 유아들이 일부러 싱겁게 먹어야 할 이유가 없는 것이다. 그런데도 하루 나트륨 권장량을 금과옥조(金科玉條)처럼 지키라 한다. 인체는 전체가 연결된 하나의 정밀한 유기체다. 어느 한 현상만을 보고 그것만을 해결해서는 결코 건강의 문제를 해결할 수 없다. 오히려 역효과를 가져오는 경우가 다반사다.

이 책은 모든 생명체는 자연에서 왔으며, 그것은 항상 생명 유지를 극대화하고 퇴행을 억제하는 최선의 선택(자연 치유력)을 추구한다는 사실에 근거를 두고 서술해 본 것이다. 뿐만 아니라 체온과 소화, 체온과 면역, 체온과 자기 정화(디톡스), 소화와 독소 등에 관하여 서툴지만 역시 자연현상에 비추어 서술해 보려고 노력했다. 이 책을 읽는 분들로 하여금 자연의 이치를 생각하면서 식생활을 다시 한 번 되돌아보는 계기가 될 수 있기를 조심스럽게 바래 본다.

2.

어디로부터인가

건강을 어디에서 찾을까? 우리는 자연으로부터 왔다. 자연으로부터 왔으니 자연에서 찾아야 할 것이다.

'自然'의 의미는 '스스로 그러한 것, 스스로 존재하는 것, 스스로 완전함을 향해 가는 것'이다. 자연은 완전성을 가진 선(善)이자 참 진리로서 '자연스럽다'는 것은 '완벽하다', '완전하다', '더 이상 손댈 것이 없다'는 뜻이다.

자연은 天然이다. 하늘로부터 유래한 것이다. 그래서 자연은 神性을 갖고 있으며 하늘의 理致다. 생명은 그러한 완전한 법칙에 의해 지배된다.

우리 몸은 작은 우주로서 자연과 연결된 자연의 일부분이다. 우리 몸은 자연의 한 부분으로서 자연과 가까울수록 병은 멀어지고, 자연과 멀어지면 병은 가까워진다.

우리는 기계가 아니다. 기계는 사람이 만들었으니 사람이 주는 걸 먹어야 된다. 우리는 자연으로부터 왔다. 그래서 자연이 주는 것을 먹어야 한다. 관절이 아프다고 윤활유를 먹을 수는 없지 않은가. 다시 한 번 말하지만 우리는 자연이기 때문이다.

질병이란 자연에 순응하지 않는 반(反)자연적인 생활이 부른 결과이다.

자연스러운 건강법이 올바른 건강법이다. 부자연스러운 건강법은 잘못된 건강법이다. 모든 건강법은 자연의 법칙과 현상에 의해 검증받아야 한다. 모든 건강법은 '자연'이라는 답안지에 맞춰 봐야 한다. 부자연스러운, 인위적인 건강법은 응급처치용으로 한정되어져야 할 것이다.

인위는 한자로 人爲다. 이것을 합해서 쓰면 人(사람)+爲(하다) = 僞(거짓)가 된다. 사람이 하는 것은 진리가 아니라는 뜻이 된다. 즉 불완전하여 거짓, 가짜가 섞여 있다는 의미이다. 자연은 천연이고 '하늘답다', '하늘로부터 유래'라는 뜻이다. 그래서 자연이 답안지가 되는 것이다.

자연현상은 진리를 품고 있다. 천연은 어떤 모순도 발견되지 않는다. 우리는 자연현상에서 배우고 모방한 과학이라는 '자연 짝퉁'에 속아 짝퉁이 진짜를 누르고 지배하는 현실에 살면서 이러한 사실을 인지하지 못한다. 이른바 과학이라는 미명하에서 결과와 현상보다 '과학적 입증'이라는 진리의 짝퉁에 지배당하고 있는 것이다. 과학은 자연현상을 체계적으로 이해하려는 불완전한 이론 체계에 불과한 것이지, 결코 자연을 넘어서지 못한다.

성 어거스틴(Saint Augustin. 354~430)은 자연과 우리 몸에 대하여 다음과 같이 말했다.

"기적은 절대로 자연의 법칙에 모순되게 일어나지 않는다. 다만 우리가 현재 알고 있는 자연에 모순될 뿐이다." 라고.

기적은 신의 창조의 법칙에 어긋나서 결코 일어나지 않는다. 하나의 기적은 이 법칙 내에서 일어나는 현상의 유기적인 사건인데 이것을 우리가 미처 이해할 수 없어서 '기적'이라고 생각하는 것이다.

숨은 산소 필요량에 따라 쉬고 싶은 대로 쉬게 되는 것이 자연 현상이고, 물은 갈증 날 때 먹는 것이요, 음식은 배고플 때 먹는 것이다. 이것이 자연현상이다.

물은 2리터 이상 수시로?
식사는 규칙적으로?
그렇다면 숨도 모두가 같은 호흡량으로 쉬어야 될 것이다. 각자의 체온과 운동량, 감정 상태, 염분 섭취 상태, 화학감미료 섭취량, 소화력, 생활습관 등에 따라 모두 달라야 하는 것이 자연의 이치이다.

젖을 뗀 포유류는 어떤 경우에도 다시는 어미젖을 먹을 수 없도록 자연은 선택했다. 그런데 과연 사람의 젖이 아닌 소젖이, 그것도 엄청난 가공 과정을 거쳐 유통되는 소젖이 과연 젖을 뗀 사람에게 좋을까? 누구를 위한 광고이고 학설인가? 입맛대로 먹는 것이 자연이지, 일부러 저염식을 하는 게 자연스러운 것인가? 그렇다면 그렇게 주장하는 자들은 왜 입원한 모든 환자에게 사실상 소금물인 링거액을 수액으로 주사할까? 대부분의 대사성

내지 퇴행성 환자들의 체액의 염도가 0.9%에 미달하고 있는데도 저염식을 강요하는 세태는 어떻게 해석해야 할까?

가장 자연의 이치에 어긋난 건강법이 있다. 채식 위주의 식사에 물 2리터 이상 섭취하고 저염식을 하는 식사다. 소금 없이 물이 흡수될까? '소금 먹는 놈이 물 찾는다'는 속담은 무엇을 말하고 있을까?

어떤 것이 진리일까를 다시 한 번 생각해 볼 일이다.

3.

어둠은 존재하지 않는다

어둠이란 무엇인가?

우리는 어둠이 있다고 착각하고 산다. 하지만 어둠은 원래부터 없는 것이다. 빛이 없는 상태가 어둠인 것이다.

존재하는 것은 에너지다. 빛은 에너지다. 에너지가 없는 상태가 어둠인 것이다. 공(空)⋯ 허(虛)⋯ 무(無)일 뿐!

건강은 에너지다. 질병은 에너지가 없어져 가는 현상인 것이다. 분해되어 흙으로 돌아가려는 현상인 것이다. 그래서 질병은 원래 없는 것이고 건강만이 있는 것이다. 건강, 즉 에너지가 빠져나간 그 빈자리가 질병이다.

다시 채울 수 있고 자체 에너지 생산 시스템이 복구된다면, 건강이란 그 빈자리로 돌아오게 되어 있다. 질병을 몰아내려 하지 마라. 없는 것을 어찌 쫓아내겠는가? 에너지를 넣어 주면 에어간판이 일어나듯 건강이 오는 것이다. 온도, 습도, 영양이 에너지다. 진리는 단순하다. 하지만 이론은 복잡하다. 진리는 자연이요, 지혜이고, 이론은 인공이며, 불완전한 지식이다. 자연에 의해 검증받아야 할 대상인 것이다.

좀 어려운 이야기를 해 보자. 에너지는 시간 속에서 없어져 간다. 그래서 모든 보이는 것은 보이지 않는 것으로 변해 간다. 마치 수증기가 식으면서 사라져 가듯이 없어져 간다. 질서에서 무질서로 흐트러져 간다. 이것을 노화, 퇴화, 부패, 산화, 풍화, 부식, 퇴행이라 한다. 또한 과학에서는 '열역학 제2 법칙', '엔트로피 법칙'이라 한다. '무질서도의 법칙'이라고도 한다. 그래서 자연의 법칙상 진화는 없는 것이다.

적응과 진화는 엄연히 다른 것이다. 진화는 질서도가 더 높아져 간다는 것이기에 과학의 법칙에 근본적으로 위반되는 학설인 것이다.

정리해 보자. 노화, 질병이라는 것은 에너지를 잃어 인체가 무너져 가는 현상이다. 건강관리란 결국 속 체온을 높이고 유지하기 위한 노력인 것이다. 올바른 식습관을 평소에 실천한다면 건강을 회복한다는 것이 어렵지만은 않은 이유이다.

병의 뿌리를 어떻게 뽑을 것인가?

내가 매일 먹는 음식이 내 몸을 만드는 재료다. 내가 먹는 음식을 내 몸은 소화(가공)해서 내 몸에 사용한다. 소화 과정에서 위와 장이 따뜻하면 분해/발효가 되어 영양소가 되고, 차가우면 부패가 되어 독소가 된다. 발효는 유기물이 인체에 이롭게 썩는 것이고, 부패는 유기물이 인체에 해롭게 썩는 것이다. 소화효소에 의해 음식물의 분해가 일어날 때 유익균에 의해 발효도 일어난다. 발효 과정에서는 주로 이산화탄소가 발생하고 부패 과정에서는 각종 유독가스가 다량 발생한다. 이 독소는 나이가 들어감에 따라 혈액순환이 안 되는 곳에 쌓여 만성염증을 만드는데, 생기는 장소에 따라 병명이 지어진다. 결국 이 독소가 우리를 병들게 한다.

또 간식을 자주 먹는다든지 과식을 하면 불완전한 소화가 되어, 역시 여러 내장 기관에 쌓여 가는데 이것이 성인병이다. 노폐물을 배출하고 염증을 억제하고 간의 효소와 소화효소를 돕는 것이 바로 83종의 원소가 들어 있는 소금 속의 미네랄이다.

특히 우리 몸에 가장 많이 필요해서 뼛속에 가득(뼈의 15%) 저장해 둔 미네랄이 칼슘이다. 칼슘 부족으로 생기는 병이 밝혀진 것만 147가지가 된다고 미국의 월렉 박사는 말한다.

우리 몸은 흙에서 왔다고 한다. 흙 속에는 미네랄이 들어 있다. 미네랄은 우리 몸의 구성 물질이다. 부족하면 근본이 흔들린다.

주스 타입의 영양제는 일시적으로 좋아질 수 있지만 장기적으로는 위장과 장을 차게 하고 그 기능을 떨어뜨린다. 그러면 부패가 일어난다. 또 차고 단 음식을 과도하게 섭취할 때 가장 싫어하는 장기가 위, 장, 간, 담낭, 뼈, 관절이다. 그 결과로 위염, 장병, 지방간, 담석, 관절염증, 골다공증이 오게 된다.

결국 병은

(1) **음식의 종류**

(2) **음식의 양**

(3) **음식을 먹는 방법**

이것에 따라 혈액의 질이 변하여 서서히 자라는 것이다. 좋은 것을 먹지 않아 병이 오는 것이 아니라 먹지 말아야 할 것을 자주 먹어서 오는 것이다. 액상 음료나 주스 형태로 많이 마시는 영양제는 결국에는 위와 장을 차게 하여 나중에는 그 기능을 떨어뜨려 오히려 건강을 악화시킨다.

또한 과일을 많이 먹어도 해롭다. 더구나 미네랄이 많은 껍질은 버리고 중성지방이 되는 과당만 먹게 된다. 한 예로 동남아 지역이나 괌 같은, 과일을 좋아하는 사람과 과일을 많이 먹는 지역의 사람들은 장수하지 못하고 뼈가 약하고 빨리 늙는다.

충분한 칼슘을 비롯한 미네랄과 필수아미노산의 섭취 없이는 건강 회복은 불가능하다. 육식과 밀가루, 백미, 설탕, 꿀 등을 과다 섭취하거나 차가운 음식을 먹을 경우 여기저기에 염증을 일으켜 관절염, 백내장, 고지혈증, 당뇨, 고혈압, 피부 트러블, 각종 장 질환 등을 불러온다.

식습관 개선 없이는 병의 치유란 없다.

4

소화의 의미

소화 과정의 독소

소화란 에너지와 몸의 구성 물질을 얻기 위한 인체 내의 생화학반응이다.

좀 더 구체적으로 표현해 보자. 체온과 근육의 힘, 생체 전기를 생산하고 노화된 세포를 교체하여 새롭게 복구시키는 재료를 만들어 내는 활동인 것이다.

음식에는 태양에너지와 땅속의 미네랄이 들어 있다. 태양에너지는 탄수화물, 지방, 단백질 속에 형체를 달리해서 들어 있다. 식물은 태양에너지, 물, 이산화탄소, 질소, 미네랄로 광합성 작용을 하여 탄수화물 배터리, 지방 배터리, 단백질 배터리 그리고 비타민과 파이토케미컬(phytochemical)을 만든다. 우리는 그것을 인체에서 다시 분해하여 에너지와 구성 물질 및 건강 유지 인자(因子)로 사용한다. 이것이 소화다.

이때 충분한 보조 미네랄을 필요로 하게 된다. 소금 속에는 생명체에 필요한 모든 미네랄이 들어 있다.

소화는 소화효소와 미생물에 의한 저분자로의 분해다. 음식이 미생물에 의해 인체에 유익하게 분해되는 것을 발효라 하고, 해롭게 분해되는 것을 부패라고 한다. 발효에 의해 영양소가, 부패에 의해 독소가 만들어지는 것이다. 영양소는 우리를 살리고, 독소는 유전적으로 약한 곳에 쌓여 시간 속에서 질병을 만들어내는 것이다.

소화효소와 유익균에 의해 분해와 발효가 되면 가스가 적게 발생할 뿐만 아니라 해롭지 않는 이산화탄소가 많아지고, 유해균에 의해 부패가 되면 악취가 나는 수많은 유독가스가 발생하게 된다. 이들 가스의 80%가 혈액 속으로 흡수되어 뇌와 근육 등 각종 장기 조직으로 들어가 결국 각종 질병의 모태가 된다.

방귀를 참아서는 안 된다. 그래서 변비는 더욱 문제가 되는 것이다. 소화가 중요한 이유가 여기에 있다.

가능한 한 음식물이 장 속에서 부패하지 않도록 해야 하고 부패되기 쉬운 음식은 피해야 한다. 즉 어떤 종류의 음식을 먹을 것인가? 어떻게 먹을 것인가? 얼마큼 먹을 것인가? 이것이야말로 소화 효율의 핵심이라 할 수 있다.

소화는 장 건강이고 장 건강이 곧 생명력인 것이다.

소화가 잘 되기 위해서는?

우리가 생명을 유지한다는 것은 결국 소화 기능을 유지한다는 것과 같은 말이다. 건강은 소화력이다. 그것이 에너지 생산 능력이고 생명력이며 면역이고 체온인 것이다.

음식의 소화는 저작 운동에서 시작된다. 충분히 씹기, 기계적 분쇄는 물론 타액의 충분한 분비를 유도하는 운동이다.

타액(침)은 우리의 상식을 훨씬 초월하는 놀라운 기능을 갖고 있다. 리파아제를 통한 지방 분해, 아밀라제를 통한 전분 분해, 프티알린을 통한 당 분해, 페록시다아제를 통한 활성산소와 발암물질 제거, 환경호르몬 분해, 뮤신이라는 당단백질 분비로 소화 운동의 윤활제와 소화기관의 점막 보호, 알부민이라는 혈장단백질 분비로 수분 유지 및 혈액의 정상 순환, 라이소자임 분비로 살균 작용, 락토페린 분비로 항균 작용, 파로틴 호르몬을 통한 젊음 유지 등 이루 헤아릴 수 없는 기능을 갖고 있다. 심지어 식품첨가물들의 유해성을 제거하기까지 한다.

10여 년 전의 일이다. 강의 중에 침의 살균력과 독성 제거 능력을 말했더니 한 수강생이 직접 상한 김밥을 죽이 되도록 씹어 삼키고도 아무 탈이 없었다며 생체실험 결과(?)를 발표했던 경우도 있었다.

또한 저작 운동은 뇌혈류량을 최대 28%까지 증가시켰다는 연구 결과가 있다. 치매 환자들의 상당수가 어금니가 없다는 것도 이러한 사실을 뒷받침한다. 턱뼈 건강에서 치아 건강, 안면 비대칭, 목 경직 등 헤아릴 수 없는 영향을 미치는 것이 저작 운동인 것이다.

음식은 소화액과 만나서 분해가 된다. 이때 소화액 속의 효소가 작용하는 것이다. 효소는 온도에 민감하다. 37℃ 이상에서 활발하다. 그래서 차가운 음식은 피해야 하는 것이다.

소화액의 농도는 아주 중요하다. 물과 음식을 함께 섭취하는 것은 소화에 방해가 된다. 특히 냉수는 더 그렇다. 국물을 많이 먹고, 말아 먹고, 죽과 탕류 음식을 좋아하는 사람들이 위장병을 갖고 있다는 것이 내가 30년이 넘도록 보아 온 실태이다. 위는 물을 흡수하지 못한다. 함께 들어간 국물은 소화액을 희석시킨다.

분쇄 기구로 분쇄해서 쉐이커 형태로 마시는 행위는 아주 안 좋은 식습관이다. 녹즙, 과일 주스, 다이어트 시 대용식으로 마시는 효소 식품이나 단백질 음료는 대표적인 피해야 할 음식들인 것이다. 물인지 음식인지 구분을 못한 위장은 이들을 물로 인식해서 장으로 내려보내 버린다. 위산 처리는 물론 담즙과 췌장액의 처리가 되지 않는 음식은 대부분 장에서 부패한다.

우리가 좋아하는 냉콩물 국수를 생각해 봐야 할 것이다. 콩단백에 물과 얼음 그리고 밀가루… 최악의 조합이다. 단백질은 농도 짙은 위산을 필요로 한다. 특히 콩 속의 지나치게 많은 렉틴 단백질과 밀가루 속의 글루텐 단백질은 소화가 어려운 단백질로, 장벽 손상(장누수증후군)과 자가면역질환의 주 원인 물질로 알려져 있다.

소화효소가 기능을 발휘하려면 반드시 미네랄과 만나야 된다. 미네랄과 만나지 못한 효소는 못을 든 망치 없는 목수와 같다.

우리 몸의 세포와 효소가 필요한 미네랄을 종합적으로 갖고 있는 게 소금(천일염)이다. 소금은 최고의 천연 종합미네랄 식품이다. 죽염을 말하는 것이 아님을 강조하고 싶다. 고온으로 가열된 죽염은 항산화력이 높아진 반면 미네랄은 50% 이상 손실된 건강식품일 뿐이다. 김치도 젓갈도 만들지 못하고 바다 고기를 다시 살리지도 못하는 것이 죽염이다.

소화액이 발효 분해제이며 방부제이듯이 소금도 발효제이며 방부제이다. 그래서 예부터 소금을 소화제로 썼던 것이다. 소금과 소화액은 환상의 짝이다.

특히 당 대사에는 소금이 필수다. 혈당과의 비율에서 상대적 소금 부족이 당 대사를 방해한다. 저염식에 탄수화물 중독증(단순당 과다 섭취)은 혈당 대사에 큰 문제가 된다. 당뇨는 이러한 식습관과 항상 가까이 있는 질병인 것이다.

알코올 대사에 최고의 식품은 천일염이다. 알코올중독자가 의외로 건강을 유지할 수 있다면 그것은 소금을 안주로 하기 때문일 것이다.

소금은 해독제이고 혈관에 기름기를 씻어 준다. 어릴 적 집에서 닭 곱창의 기름기를 왕소금으로 닦은 것을 기억한다. 삼겹살을 구웠던 프라이팬을 소금으로 닦는 주부도 많다.

소금이 빠져나가야 노폐물과 중금속도 빠져나간다. 소금 속의 나트륨을 비롯한 금속 이온들이 데리고 나가는 것이다. 나트륨은 혼자 움직이지 않는다. 소금 속의 80여 가지의 원소는 모두가 나트륨 추종자다. 심지어 중금속까지 그러하다.

양수의 염도가 0.5% 정도일 때 저체중아가 태어난다. 양수의 염도가 0.3% 정도일 때 과체중아가 태어난다. 인스턴트식품은 체내 소금을 소모시킨다. 입덧으로 당분이나 인스턴트식품을 과다 섭취하면 그렇게 되는 것이다. 과체중아는 양수 안에서 미네랄 부족으로 근력이 약해 활동을 못하며, 결국 운동 부족으로 비만아가 된 것이다. 과체중아는 신장과 심장 발달이 되지 못해 성인이 되어서도 비만에 시달리게 된다.

소금은 장 내 유해균의 과다 증식을 막아 준다. 반대로 당분은 유해균의 증식을 유발한다. 싱겁게 먹게 되면 단맛이 당긴다. 짜게 먹게 되면 단맛이 싫어진다. 또 단맛은 근육에 힘을 주지만 지나치면 오히려 근육의 지방화를 만들어 탄력이 없어지게 한다.

水에 해당되는 소금은 木에 해당되는 근육을 탄력 있게 만든다(水生木). 소금은 모든 소화액의 분비를 자극하고 내장근육에도 탄력을 주어 장 건강에 직접적인 도움이 된다.

지금껏 자연요법에 따라 30년 넘게 충분한 소금 섭취를 권장해 왔다. 그 결과 나트륨과 칼륨(포타슘)의 섭취비는 1대 2여야 한다는 주장에 대해 확신과 신념을 얻을 수 있었다.

땅의 미네랄인 칼륨이 바다의 미네랄인 나트륨을 조절한다. 흙이 물보다 강한 것이다. 군대는 군대로, 물은 흙으로. 칼륨이 나트륨보다 전기적으로 힘이 세다. 나트륨(Na) 과다가 병을 일으키는 것이 아니고 칼륨(K) 부족이 그 원인이라는 국내외 연구진의 발표가 다수 있다. 결국 칼륨의 충분한 섭취가 답이 될 수 있지 않을까 한다.

소화가 잘 되기 위해서는 첫째, 잘 씹어야 한다. 둘째, 식사 중에 국물이나 물을 마시지 말고 위장이 비워지는 2시간 후에 먹되 갈증이 나는 경우에만 마시도록 한다. 셋째, 식사 직전과 직후에 물을 마시지 말자. 물은 식사 후 2시간 정도 지나서 위장이 비워질 때 마셔야 한다. 식사 직전의 소주잔 한 잔 분량의 따뜻한 물이나 차는 오히려 도움이 될 수 있다. 이때 반드시 따뜻해야 한다. 넷째, 충분한 간을 하여 음식을 먹어야 한다. 그리고 소식은 기본이 되어야 한다.

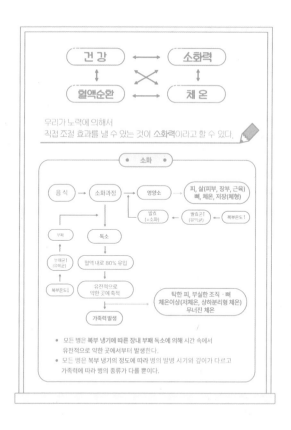

5.

디톡스의 주체는 무엇인가

디톡스(deox)란 무엇인가?

해독(解毒)을 의미하는 Detoxification에서 유래했다. 디톡스(detox)는 '독'이라는 뜻의 'toxin'과 'de'가 합쳐진 '해독'을 의미한다.

첫째, 혈액과 임파액의 정화 작용이다. 둘째, 세포의 자살 프로그램(Apoptosis)과 오토파지현상(Autophagy)이라는, 세포 내 정화(淨化) 작용을 통해 병든 세포와 노화된 세포들을 없애고, 그 자리의 줄기세포를 깨워서 재건축하는 우리 몸 내부의 자연 치유

현상을 말한다.

그렇다면 우리 몸의 디톡스 주체는 무엇일까? 물일까, 운동일까, 건강식품일까? 모두가 보조적인 요소인 것이지, 주체는 아니다. 바로 백혈구와 리소좀(lysosome) 그리고 효소이다. 물과 운동, 기능성 영양소가 아닌 것이다.

이들이 최적의 역할을 하려면 온도, 습도, 영양이 최적 상태가 되어야 한다. 이것들이야말로 가장 기본적의 조건이며 가장 중요한 조건이고, 또한 세포의 생존과 번식의 조건이다. 이들이 활동하는 환경은 철저히 온도 조건, 미네랄 조건 그리고 우리 자신의 공복감에 의지한다. 복부 내부 온도가 높을수록, 미네랄 균형이 적합할수록, 또 우리가 공복감을 느낄수록(유지할수록) 활발해진다(간혈적 공복감 유지).

백혈구는 미화원에 비유할 수 있다

미화원은 주택 밖에서 활동하며 쓰레기를 치우고, 그 쓰레기를 매립지로 이동시킨다. 한편으로는 쓰레기 재활용, 재처리 공장으로 이동시켜 유용한 물질을 추출하여 자원 재생산을 하거나 지역 난방에 활용하기도 한다. 또 하나, 미화원은 주택 안으로 들어갈 수 없다.

백혈구는 혈관과 임파액이 흐르는 세포 밖에서 활동하면서 혈당이 떨어질 때 적극적으로 포식 활동을 한다. 노화된 세포, 병든 세포, 변질된 세포, 미생물 및 항체를 통한 바이러스, 덜 쪼개진 영양소, 과다 흡수된 영양소, 혈관이나 임파관에 쌓인 노폐물, 힘없는 면역세포, 수명이 다해 가는 적혈구, 용종, 물혹 등을 먹어 치우는 것은 물론 암세포까지 공격한다. 충분히 포식한 백혈구는 비장에서 죽어서 그동안 먹었던 물질들과 함께 분해되어 간으로 간다. 이것은 간에서 다시 필요한 것으로 재합성되어 우리 몸에서 재활용되거나 담즙, 피부, 소변, 호흡을 통해서 배출된다. 놀라운 재활용 시스템인 것이다.

그렇게 해서 얻은 칼로리와 영양소가 의외로 많은 양이 된다. 우리 몸의 세포 수는 혈액세포, 면역세포, 점막 세포 등 약 100조 개라고 하는데, 이 중의 1/100의 세포가 하루에 교체된다고 하니 우리 체중의 1/100인 셈이다. 60kg이면 약 600g의 세포가 죽는다는 말이 된다. 물론 피부, 모발, 체모, 손발톱 등은 재활용될 수 없다. 하지만 몸 내부에서 교체된 세포 찌꺼기와 심지어 소장 내의 미생물 시체마저도 재활용 될 수 있는 것이다. 때문에 우리는 생각처럼 많은 칼로리를 필요로 하지 않는 것이다. 오히려 이러한 신진대사 산물이 재활용되지 않고 조직과 혈관 내에 쌓인다면 노화와 질병을 앞당길 것이다.

리소좀(lysosome)은 가정주부 또는 식구와 비유할 수 있다

가족이 서로 협력하여 어지럽혀진 집안 청소를 하는 것처럼 리소좀은 세포 내에서 대사 찌꺼기, 세포 내로 들어온 이물질, 손상된 세포 내 소기관, 바이러스를 먹어 치워 에너지원으로 사용하는 '자가 포식'을 통한 자기 정화를 한다.

1960년대에 벨기에의 생화학자 '크리스티앙 드 뒤브(Christian de Duve)'는 이 현상을 '오토파지(autophagy)'라고 명명했다. 그리스어로 auto(자기)와 phagein(먹다)의 합성어다.

리소좀은 세포가 자기 정화를 하는 과정에서 세포의 회복 불능의 심각한 손상 및 노화, 감염이 감지되면 미토콘드리아의 지령에 의해 '세포 자살'이라는 자가 융해 프로그램(아포토시스, apoptosis)에 동참하여 세포를 분해하여 전체 조직을 보호하게 된다. 이른바 살신성인(殺身成仁)의 프로그램이다. 그리고 그 자리에 줄기세포가 활성화되어 재생된다.

세포가 자살을 선택하는 이유는 자신이 죽는 것이 전체 개체에 유익하기 때문이다. 즉 자신을 던져 전체를 살리는 희생정신을 발휘하는 것이다.

세포 자살은 1972년 호주의 생리학자 존 커(John Kerr)와 스코틀랜드 출신의 동료 학자인 앤드루 와일리(Andrew Wyllie), 앨러스터 커리(Alastair Currie)에 의해 처음으로 제기되었다. 이후 세포 자살에 대한 연구는 1990년대부터 비약적으로 활성화되었다. 세포 자살은 암과 발육부전 같은 질환과 큰 관련이 있는 것으로 알려지고 있다.

효소는 위의 서술한 모든 과정에서 직접 관여한다

효소는 미네랄이라는 영양소의 도움 없이는 어떤 기능도 할수 없는 존재다. 제아무리 훌륭한 목수라도 '망치' 없이는 못을 박을 수 없지 않은가! 내부 온도가 $1°C$ 상승할 때 5배에서 많게는 300배까지 이들의 힘이 증가한다고 한다. 최적의 온도는 $37~40°C$이지만 우리 몸은 $39.8°C$까지만 체온을 올린다. 하지만 장기간의 해열제 투여로 장기의 기운이 빠지고, 체내의 칼슘을 비롯한 미네랄과 비타민 C의 소모와 섭취 부족은 자율신경 기능을 떨어뜨려 열 컨트롤이 안 될 수 있다. 이때 $40°C$가 넘는 고열 증상을 일으키는 것이다.

백혈구와 효소, 세포의 능동적 여러 가지 기능들은 미네랄 균형에 의한 적절한 pH(혈액의 산성도) 환경에 지배를 받는다. 이들은 Ph 7.35~7.45의 약알칼리성과 염도 0.9%의 체액 속에서 최고의 힘을 낼 수 있다.

우리가 건강의 균형이 깨질 때 초기에 열이 오른다. 상처가 난 부위에도 열이 오른다. 이때 많은 미네랄과 비타민을 소모하게 된다. 백혈구는 소금물에서 강해진다. 반면에 미생물이나 바이러스는 염수에서 약해지고 담수에서 강해진다. 지구상의 육상동물들 중에서 사람의 체액이 염도가 가장 높다. 사람이 가장 장수하는 동물인 이유다. 병원에 입원하면 가장 먼저 투여하는 것이 링거액이다. 염도 0.9%로 조성된 미네랄수인 것이다.

또한 우리 몸속의 20,000종류 이상으로 추정되는데 각종 효소는 미네랄과 결합해야 그 역할을 할 수 있다. 자연요법 중에 소금요법이 효과를 보는 이유가 이러한 배경 때문이라고 할 수 있다.

독(毒)과 독이 아닌 것의 구분은 의미가 없다. 어떤 성분이 인체에 들어왔을 때 생체 내의 간 조직 속의 효소가 작용할 수 없어 그 성분을 분해/배출하지 못하고 우리 몸에 축적되어 조직의 기능을 떨어뜨린다면 그것이 독이다.

독은 외부 환경 독, 과로에서 오는 독, 마음의 독 그리고 장 내에서 음식물의 부패에 의해 발생하는 '장 독소'가 있다. 또한 장 내 균체 속에 들어 있다가 그 균이 죽을 때 외부로 유출되는 물질과 그 단백질 조각들이 약해진 장벽을 통해 인체 내로 들어오는 '내독소' 등이 있다. 이른바 '장누수증후군'이다.

좀 더 구체적으로 표현해 보자. 자연 의학적 관점에서 해독(detoxification)은 '세포 재생'과 '외부로부터 들어오거나 체내에서 만들어져 과도하게 축적된 각종 물질을 제거하는 일'이라고 정의할 수 있다. 즉 몸 안으로 유해물질이 과다하게 들어오는 것을 막고, 장이나 신장, 폐, 피부 등을 통한 노폐물의 배출을 촉진하는 요법을 말한다. 마치 헌 집을 고쳐 새 집을 짓는 일처럼 그동안 살아오면서 쌓인 쓰레기와 몸에 부족하거나 모자란 부분을 보수하는 것과 같다. 이렇게 하여 면역 시스템을 정상화하고, 생명력과 활기를 불어넣어 '건강한 존재로의 생명력 회복'을 목표로 한다. 한마디로 자연 치유력의 최적 환경을 만들어 주는 것이다.

6.

세상에서 제일 쉬운 다이어트

저칼저탄고미고허브 식사법! 최고의 건강 식사법이다

'저칼로리'라 함은 육식 자제요, '저탄'이라 함은 단순당 식품 자제다. '고미'라 함은 고미네랄식, 즉 소금을 충분히 먹는 것이요, '고허브'라 하면 향신료를 많이 먹는 것이다. 향신료라 하면 마늘, 고추 양파, 대파, 쪽파, 부추, 달래, 강황, 생강, 후추, 겨자, 산초, 제피, 계피 등 양념류 및 도라지, 더덕 등의 구근류 채소와 취, 깻잎, 씀바귀, 냉이 등 향이 강한 채소다. 좀 더 간단히 말하자면 '소식'과 '맵고 짜게 먹기'이다. 한마디로 최고의 다이어트 식사법이자 건강 식사법이다. 또한 가장 무리 없고 자연스러운 식사법이며 즐거운 식사법이다.

나는 이 식사법의 구체적인 지도로, 이를 믿고 따르는 모든 과체중자를 요요현상 없이 정상 체중으로 바꿔 주었다. 그리고 수많은 대사성 질환의 환자로 하여금 안전하게 약을 끊게 했다.

소식은 혈액을 맑게 하고 소화기를 휴식시켜 준다. 매운 음식들은 내부의 염증을 억제하고 뱃속의 냉기와 기생충을 몰아낸다. 소금으로 절여진 장류, 젓갈류, 김치류 음식은 최고의 미네랄 식품이다.

30년 이상 이 식사법으로 수많은 사람이 약으로부터 자유로워지는 과정을 보아 왔다. 비만도 엄연한 질병이다. 비만 관리에 관한 한 단 한 번도 실패한 적이 없었다.

내게 다이어트는 '껌'이었다.

7.

우리는 너무 자주, 너무 많이 먹는다

하루 세 끼는 너무 많다. 하물며 간식까지 더하면 우리는 너무 많이 먹는다. 아침을 걸게 먹고 또 간식을 한다. 그리고 점심을 더 푸짐하게 먹는다. 오후 들어 수시로 간식을 하면서 일과를 본다. 그리고 저녁을 더욱 걸게 먹는다. 푸짐함과 기름짐이 처리 불능이다. 그리고 또 야식을 한다.

자주 먹어 총칼로리 섭취가 증가하는 것도, 소화기 과로도 문제지만 무엇보다도 음식의 질이 더 큰 문제이다. 주식(主食)도 단순당 위주의 식사이고 간식은 더욱 그렇다. 단순당 식품이라 하면 밀가루 음식, 백미 밥, 과일, 설탕, 꿀, 각종 청, 각종 시럽, 액

상과당 제품 등을 말한다. 여기에 과도한 육식과 가공육 제품도
문제다.

지나치게 많은 양의 과일 섭취, 비정상적으로 당도를 높인 과
일, 껍질을 제거하고 먹는 습관, 계절에 맞지 않는 과일 섭취.
과일의 영양학적 가치는 대부분 껍질째로 먹었을 때를 말하고
있다. 껍질에 미네랄, 식이섬유, 비타민, 파이토케미컬 성분이
집중되어 있는 것이다. 예전에는 수박 껍질이나 씨를 뺀 참외를
된장에 묻어서 반찬으로 먹기도 했다. 사과는 원래 껍질째 먹는
과일이다.

과일의 육질은 대부분 수분과 유기산, 과당이다. 과당은 인슐
린 분비를 자극하지 못한다. 그래서 아무리 많이 먹어도 포만감
을 느낄 수 없는 것이다.

어릴 적, 귤 한 광주리를 혼자 다 먹었던 기억이 난다. 많이 먹었
을 때 과당은 즉시 중성지방으로 바뀐다. 더구나 미네랄이 없이
들어온 과도한 과당은 칼슘을 비롯한 많은 미네랄을 소모시킨다.

열대지방의 사람들을 보면 치아 건강 상태가 형편없다. 여러
요인이 있겠지만 과일을 많이 먹는 지방인 적도 인근의 저위도
권 지역의 사람들의 평균 수명이 의외로 낮은 것은 다 아는 사실
이다. 지나친 과당이 혈액을 산성화시켜 칼슘을 비롯한 많은 미

네랄을 소모시킨 것이다.

칼슘 부족이 만병의 원인이라고 월렉 박사는 그의 강의를 통해서 주장했다. 여기서 감안해야 할 것은, 적도 인근 지역이라고 해도 고산지대는 온도 환경이 중위도권과 같기 때문에 과일이 많지 않다는 사실이다. 이러한 이유도 이 지역 사람들이 장수하는 이유 중 하나라고 생각한다.

지나친 과일 섭취는 위장을 무력하게 하고 몸에 냉기를 가져온다. 더구나 껍질을 벗겨서 먹는 과일이라면 더욱 그렇다. 류머티즘 관절염을 앓고 있는 환자 대부분이 과일 광(狂)이다.

많은 사람이 과일이 건강에 좋다는 생각을 갖고 있으며 많이 먹을수록 좋다고 믿고 있다. 그래서 주스로 만들어 먹기까지 한다. 씹지 않고 마셔서 위에 머무르지 못한 채 십이지장으로 바로 내려간 과일 주스는 췌장의 소화액 분비에 부담을 주고 장에서 대부분 부패가 된다.

젖을 뗀 후에 먹는 음식은 씹어 먹어야 한다. 액상 음식은 침과 위산에 의해 살균 처리가 안 되기 때문에 끓여서 먹어야 식중독이나 소화불량이 안 생기는 것이다. 어머니의 젖은 이미 위생 처리가 된 음식이다. 그래서 탈이 없다. 분유도 반드시 끓인 물에 타야 한다.

제주도에서 강의할 때의 일이다. 과일이나 수박 등을 먹을 때 꼭 소금을 찍어 먹으라고 했더니 제주도에서는 원래 수박을 된장에 찍어 먹는다고 수강생 중의 한 분이 말해 준 기억이 난다. 껍질째 먹는 과일과 껍질을 벗긴 과일은 원당과 백설탕의 차이다. 천일염과 정제염의 차이다. 현미와 백미의 차이다. 통밀가루와 정백밀가루의 차이다.

모든 단 음식에는 반드시 소금을 타서 먹어야 한다. 소금은 천연 미네랄제이고 당의 천적이다. 당을 잡아먹는 것이 소금이다. 당뇨환자에게 소금은 최고의 식품이다. 그래서 지금까지도 소금 병행 식이요법으로 수많은 당뇨환자가 치유되도록 도와주고 있다. 믿고 따라 주는 사람들은 모두 당뇨 약을 끊고 건강하게 생활하고 있다.

과도한 육식도 문제지만, 안타깝게도 소금(천연 미네랄제) 없는 단순당 식품 중독자들이 대사성 질환에 고통받는 것을 지금도 보고 있다. 세상의 모든 이치는 음(陰)과 양(陽), 동과 서, 채움과 비움, 활동과 휴식, 밀물과 썰물, 밤과 낮, 여름과 겨울, 하늘과 땅, 삶과 죽음, 육(肉)과 영(靈), 보이는 것과 보이지 않는 것으로 되어 있다. 모든 게 최적이 되려면 조화와 균형이 필요하고 그리고 그것의 반복이다. 배고픔이 있어야 되고 배부름이 있어야 된다. 갈증이 있어야 되고 해갈(解渴)이 있어야 된다. 자연현상은 부족함 속에서 채움을 향한 움직임이다. 넘칠 때는 감(減)해서 파괴시킨 후에 다시 채우기 위해 움직인다. 이것이 생명력이다.

인류 문명과 역사를 보자. 물질적 풍요가 넘칠 때 타락하게 되고 다른 국가, 다른 문명이 탄생한다. 그래서 우주의 모든 것은 살아 있는 것이다.

모든 물질은 살아서 움직이고 있다. 신(神)은 죽은 것, 생명 없는 것은 창조하지 않았다. 모든 원소는 핵을 이루는 양성자와 중성자, 전자로 되어 있고, 더 들어가서는 쿼크(quark)라는 에너지 입자로 되어 있다. 이들은 모두 에너지를 갖고서 엄청난 속도로 움직이고 있다. 태양계를 보면 안다. 행성 자체가 살아서 움직이고 있지 않는가! 태양계의 미시적 축소판이 원소이다. 핵이 태양이라면 전자는 태양을 돌고 있는 행성인 것이다. 우주는 아주 단순한 구조의 중첩과 반복으로 되어 있다. 우리는 우주의 기본 물질인 원소와 그것을 이루고 있는 이들 소립자를 우리가 볼 수 없을 뿐이다.

지구를 포함한 우주에는 존재하지만 보이는 것이 5% 미만이고 95% 이상이 보이지 않는 것이라고 한다.

　보이는 것은 영겁 속에서 잠깐이요, 보이지 않는 것은 영원한 것이라고 한다. 보이지 않는 것은 순환한다. 보이는 것은 보이지 않는 것으로부터다. 그리고 다시 보이지 않는 것으로 돌아간다. 우리가 보이지 않는 것으로부터 왔듯이 건강도 부족함, 즉 비움으로부터여야 한다.

　건강을 잃을 때 기존의 잉여물들을 버려야 한다. 하지만 우리는 그 위에 더 채우려고만 한다. 보이는 것이 문제가 된 것은 보이지 않는 것에서 문제가 왔기 때문이다. 보이지 않는 것은 보이는 것에 막힌다. 그래서 보이는 것의 회복은 그것을 막고 있는 보이는 것을 제거해야 하는 것이다. 그러려면 보이는 몸을 살찌우는 것을 차단해야 하는 것이다.

　단식이 그것이다. 자연은 비움을 통해서 회복, 재창조된다. 푸짐해 보이는 탄수화물, 단백질, 지방 덩어리로 회복되는 것이 아닌 것이다. 물론 보이는 것이 절대적으로 모자라는 기아 상태가 아니라면 말이다.

　더 나아가 좀 더 회복의 효과를 보려면, 미네랄 등의 보이지 않는 미량 영양소의 보충이 필요하다. 한약은 일종의 면밀하게 설계된 그러한 것이라 할 수 있다. 그리고 보다 보편적으로는 건강 보조 식품이 있다는 것은 모두 알고 있는 사실이다. 더 나아가 보이지 않는 마음, 호흡, 체온을 바르게 해야 할 것이다.

나는 건강 보조 식품에 대해서 긍정적이다. 경제적 여유가 있다면 다양하고도 높은 단위로 섭취할 것을 추천한다. 하지만 투자한 비용만큼 효과를 보지 못하는 경우가 많다. 그 이유는 첫째, 제시된 섭취 방법에 있고, 둘째, 원 재료의 성질을 감안(勘案)하지 않으며, 셋째, 다른 영양소와의 불균형과 넷째, 제조 기술에 따른 낮은 흡수율이고, 다섯째, 생채 이용을 위한 조건을 제시하지 못한다는 점이다.

대부분의 대자본의 건강 보조 식품회사는 서양계다. 이들의 식생활은 동양인과 많이 다르고, 체온도 다르다. 유럽이나 미국에 가면 에어컨이 무섭다. 그들에 맞게 제조되고, 그들에 맞게 섭취 방법을 제시하고 또 거기에 적합하도록 제조된 제품인 것이다.

물론 아무 개념 없이 영양소 위주로 제품을 생산하고 유통시키면서 외국 회사에서 제시한 섭취 방법을 아무 생각 없이 제시하는 국내 제조 회사도 있다. 좋은 제품을 열심히 먹고 오히려 해가 되거나 원하는 효과를 보지 못하는 이유인 것이다.

칼로리 영양학을 살펴보자. 성인이 약 2,000kcal~2500kcal를 섭취해야 한다는 칼로리 영양학은 많은 오류를 갖고 있다고 밝혀지고 있다. 계산법 자체가 200년 전에 나온 것이란다.

사람에 따라 음식에서 뽑아내는 칼로리량이 다르다. 소화 효율이 다르다는 뜻이 된다. 많은 소식주의자가 하루에 1,500kcal 이하의 열량을 섭취하고 있고, 나 역시 그렇다. 하지만 그들이 육체적 활동을 안 하는 것이 아니다. 오히려 더 활기차게 움직이고 있다.

정상적인 건강을 유지하고 있는 사람들의 예를 들어 보자. 기초대사량을 제외한 나머지 칼로리를 하루 뇌와 골격근과 내장 기관의 활동이 소모한다고 한다. 이것을 체력이라고 표현한다. 그런데 이 체력의 약 1/2이 내장 기관의 활동으로 소모되고, 이 칼로리의 대부분이 소화하는 데에 사용된다고 한다. 이 이론에 따르면 성인의 기초대사량이 약 1,500kcal, 활동 에너지 약 500kcal, 소화 에너지 약 500kcal이면 총 2500kcal가 필요한 것이다. 하지만 하루 한 끼에서 두 끼를, 그것도 소식으로 먹는 사람들을 어떻게 설명할 것인가?

인체는 허술하게 창조되지 않았다. 지금은 세포를 미세하게 관찰할 수 있는 도구가 있다. 세포를 보자. 그리고 세포 내의 소기관을 보자. 더 나아가 소기관 내의 미세한 조직들을 보자. 쪼개서 보면 볼수록 웅장해지고 질서 정연한 구조를 관찰할 수 있을 것이다. 미시적으로 관찰할수록 그 아름다움과 화려함이 감동 그 자체이다.

반면, 인간이 만든 인조 제품들은 잘게 쪼개서 들어가 관찰하면 할수록 조잡해지고 무질서해지고 추악해 진다.

지적인 존재에 의해 창조된 생명체는 저절로 대충 진화하는 생명체가 아니란 것을 금방 알 수 있다. 지적인 존재의 설계가 아니면 설명이 안 된다. 오랜 시간 경과의 결과라는 어쭙잖은 진화론으론 설명될 수 없는 것이다. 이처럼 정밀하고 완벽하게 만들어진 인체를 두고 비효율적으로 에너지를 소비하는 소모적인 시스템을 가진 존재라고 누가 감히 말할 수 있을까?

우리 몸은 오줌마저도 뱃속의 온도를 유지하는 데 사용하고, 적당한 똥 속의 독소와 미생물을 통해서 백혈구를 훈련시킨다. 그뿐이랴? 혈액 속의 찌꺼기와 과잉 물질들을 모아 배출시키는 담즙은 지방 소화를 돕고, 혈액 내의 지나친 기름기를 씻어 낸다. 또한 위장으로부터 내려온 음식의 산도 조절은 물론 살균 작용과 장 내 음식의 부패를 막아 주는 역할을 하고 일부는 똥과 함께 빠져나가는 것이다.

인체의 단백질 재활용에 대해서 살펴보자. 우선 단백질에 대한 환상을 버리는 것이 건강을 위한 식생활의 첫 단추라고 말하고 싶다.

단백질, 특히 육류 단백질에 대한 환상은 미국과 유럽의 낙농업자와 축산업자의 광고와 정치적인 로비에 의한 것이고, 식품업계는 그 무대에서 춤추면서 이득을 취한다고 미국의 '제러미 리프킨(Jeremy Rifkin)'은 본인의 저서 『육식의 종말』에서 말하고 있다. 제러미 리프킨은 미국의 경제학자, 사회학자, 작가, 사회운동가(activist)이다. 우리에겐 『엔트로피』, 『노동의 종말』 등의 저서로 어필되고 있는 작가이다. 책에 따르면 저자는 '지구에서 생산되는 전체 곡식의 3분의 1이 축우와 다른 가축들 사료로 소비되는 반면 수천만 명의 남반구의 인간이 곡식 부족으로 기아에 시달리고 있는 실정'이라고 고발하고 있다. 그런가 하면 북반구의 선진국 사람들은 육류 과잉 섭취로 심장 발작, 암, 당뇨병 등의 많은 질병으로 막대한 의료비 지출과 함께 결국엔 목숨을 잃는 사람의 수가 기아에 시달리는 사람의 수보다 더 많다면서 풍요병을 지적한다.

지구의 환경도 위협받고 있다

중남미의 수백만 에이커에 달하는 열대우림 지역이 이미 소 방목용 목초지로 개간 중이며 사하라 이남과 미국, 호주 남부 목장 지대에서 진행 중인 사막화의 주된 요인은 소 방목이라고 한다. 일례로 사육장에서 흘러나오는 축산 폐기물의 양을 살펴보면, '소 1만 마리를 사육하고 있는 비육장에서 배출되는 유기 폐기물은 11만 인구의 도시에서 발생하는 쓰레기 양과 맞먹는다'는 것이다. 이러한 만행이 광고의 효과로 일어나고 정치적 로비로 인해서 확대 재생산되는 현상인 것이다.

다시 한 번 돌아가서 이야기하자. 우리 몸은 우리의 상상을 초월해서 만들어진 정밀하고도 정교하게 조절되는, 최고의 에너지 효율성을 갖고 있는 존재다. 인체는 인간이 생각하는 기계가 아니다. 기계는 인간이 생각하고 그 범위에서 만들어진 움직이는 무기체일 뿐이다. 생명은 인간의 생각과 상상 너머에 있는 지적 존재에 의해 창조된 유기체인 것이다.

인체의 구성 세포는 학자에 따라 다르지만 혈액세포를 포함해서 약100조 개라고 한다. 그중에 하루에 약 1조 개의 세포가 죽고 다시 새로운 세포로 세대 교체된다고 한다(물론 25세가 넘으면 죽는 세포 수보다 재생되는 세포 수가 줄어든다). 하루에 우리 몸의 세포의 100분의 1이 죽는다는 말이 된다.

체중 60kg인 사람이 있다. 그 무게의 70%가 수분이라 가정하자. 그 사람의 세포 무게는 18kg이 되는 셈이다. 이 무게의 100분의 1이면 180g이 된다. 죽는 세포가 180g이라는 이야기다. 인체 세포의 단백질 양은 평균 16%이니 180g의 16%는 약 29g이다. 하루 약 29g의 단백질이 우리 몸에서 떨어져 나가게 되는 것이다. 그중에 모발, 체모, 피부, 손발톱 등 외부로 버려지는 양이 4g이라고 하면 나머지 약 25g이 몸 내부에 있는 것이다.

성인의 경우 1일 단백질 권장량은 체중 1kg당 0.8g이다. 그렇다면 위의 60kg인 사람은 하루 권장 섭취량이 48g이 된다. 따라서 외부 보충량은 48g-25g=23g이면 된다.

수분을 넣고 다시 계산해 보도록 하자. 체중 60kg인 사람의 세포 수는 약 100조 개. 그중 하루 1조 개가 교체된다고 보면 체중의 100분의 1의 세포가 교체된다는 말이 된다. 즉 600g의 인체의 고기(세포)가 죽는다는 것인데, 외부의 체모와 손발톱, 피부를 제외하면 최소한 400g의 고기가 몸 안에 있다는 이야기가 된다. 돼지고기로 따지면 반 근이 넘는 양이다. 엄청나게 많은 칼로리의 음식이 된다.

이것들은 백혈구의 포식 작용에 의해서 재활용될 수 있다. 단지 우리가 외부에서 과도하게 들어오니 이들의 재활용 효율이 낮아질 뿐이다. 단백질도 칼로리도 우리가 알고 있는 상식처럼 외부에서 모두 음식으로 섭취해야만 되는 것이 아니란 이야기다. 그래야만 소식하는 사람들의 건강 유지를 설명할 수 있지 않겠는가! 일정한 공복감 유지는 재활용 효율을 높인다.

지나친 고농축의 육류 단백질 섭취는 장 내 유해균을 증식시키고 장 내 부패를 가져올 뿐만 아니라 혈액을 산성화시켜 칼슘을 소모시킨다. 넘치는 단백질은 배출시키는 과정에서 신장에 무리를 주게 된다. 더구나 육류 단백질에는 인슐린-유사성장인자(IGF-1)가 많이 들어 있고, 이는 암세포의 성장을 촉진하는 것으로 밝혀졌기 때문에 일부 사람들이 '성장 촉진제'라고도 부른다. 여러 연구에서 IGF-1 수치가 낮은 노인이 유방암, 난소암, 전립선암, 결장암, 직장암 및 폐암을 포함한 특정 유형의 암 발병 위험이 더 낮다고 제안하고 있다. 또 다른 연구에서는 순환하는 IGF-1 농도와 폐경 전 여성의 유방암 위험 사이에 특히 강한 연관성이 있음을 발표했다.

IGF-1이 암세포 성장에 어떻게 영향을 미치는지는 연구 논문

에 따라 아직 완전히 일치하지는 않지만 일부 사람들은 IGF-1
이 증가된 세포 변형, 세포 이동, 전이 및 종양 성장을 유발할 수
있다고 한다.

소식 장수다.

많으면 막힌다. 막히면 넘친다. 넘침은 망침이다.

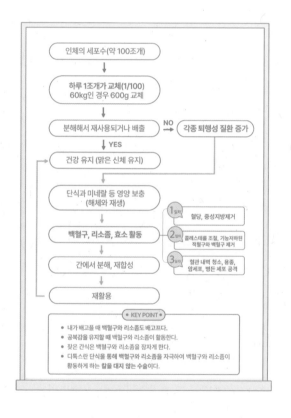

8.

칼로리학의 허구

비만은 칼로리 과다 섭취가 아니다

잘못된 방식으로 계산된 음식의 칼로리는 이미 수많은 다이어트 프로그램에서 처참한 참패를 봤다. 그럼에도 여전히 대부분의 다이어트 프로그램에 전가(傳家)의 보도(寶刀)처럼 활용되고 있다.

백미 한 공기가 갖고 있는 칼로리가 불로 태워서 약 350칼로리란다. 먼저 음식의 칼로리 계산법이 어떻게 만들어졌는지를 알아보자. 너무나 어설프게 정의되고 만들어진 것이다.

칼로리 계산은 19세기 미국의 농화학자 애트워터가 가난한 노동자가 최저 비용으로 필요한 열량을 섭취할 방법을 찾기 위해 만든 것이다. 19세기이면 1800년대이다. 무려 200년 전의 방식이다. 당시 발명된 증기기관차가 석탄을 태워 움직이는 것처럼, 인간의 몸도 음식을 태워 움직인다고 생각해서 도입한 개념이다. 아이러니하게도 지금도 그러한 개념에서 벗어나지 못하고 있다.

칼로리학에 의존한 체중 조절 프로그램이 실패한다는 것을 수없이 경험했음에도 미친 듯이 광고하고, 또 그럴듯한 논리를 펴면서 교육계에서도 가르치고 있는 실정이다. 안 되는 것을, 잘못된 정의로 억지 논리를 펴서 비만과 건강을 해결하려고 하니 '비만과의 전쟁'이라는 표현이 나올 수밖에 없는 것이다. 처절하고도 장기간의 칼로리 제한 프로그램과 칼로리 소모에 대한 운동 프로그램의 효과에 대한 환상. 비만과 건강은 그에 대한 올바른 정의로부터 시작되어야 하는 것이다.

어리석게도 애트워터는 석탄을 태울 때 공기공급장치의 에너지 — 공기의 공급은 공짜가 아니라 지구 대기흐름의 에너지 — 와 조작 인력과 관리인의 에너지(임금), 과열방지시설, 열전달

시스템의 유지 비용(에너지), 기타 감가상각비의 비용(에너지) 등은 전혀 고려하지 않았다. 인체 내에서 음식이 소화되어 최종적으로 칼로리로 변하는 과정은 발전소에서 석탄을 태우는 것보다도 훨씬 복잡한 과정을 거친다. 과정은 곧 에너지 소모를 필요로 한다. 음식의 종류와 질에 따라서 그것은 더욱 복잡해진다. 푸른 초목에 해당되는 음식이 탈 때 나오는 칼로리만 생각했지, 발화점까지 소요되는 칼로리는 생각 못한 것이다.

섭씨 0℃의 얼음 1g을 100℃의 수증기로 만드는 데 필요한 칼로리는 액화열 80칼로리, 비열 100칼로리, 기화열 540칼로리가 소모된다. 1g의 물을 수증기로 만들려면 80칼로리에 100칼로리와 540칼로리를 더한 720칼로리가 소모된다는 이야기가 된다.

얼어 있는 소나무 가지가 있다고 하자. 이것을 태우는 데는 소나무 수액의 비중에 따라 액화열, 비등점, 기화열, 발화점까지의 칼로리가 소모될 것이다. 그렇다면 소나무 가지가 탈 때 발생되는 칼로리에서 태우는 과정에서 소모되는 칼로리를 빼 주어야 아궁이에서의 소나무 가지의 발생 칼로리가 되는 것이다. 아궁이의 최초의 온도, 인력의 숙련도에 따라 모두 다르다. 칼로리가 중요한 것이 아니라 음식의 종류와 개인에 따른 소화력이 중요하단 이야기다.

백미 한 공기의 칼로리와 그 칼로리에 해당되는 시금치를 생각해 보자. 석탄을 태우듯이 두 물질을 태운다면 같은 칼로리가 산출된다. 하지만 인체 내에서의 연소 과정을 통한 최종 생산 칼로리는 전혀 다른 것이다.

아직도 이해가 안 되는가? 시금치를 먹을 때 씹는 에너지, 소화기관의 근육운동 에너지, 효소의 활동 에너지, 대변 배설 에너지 등 인체 내부에서의 사용되는 에너지는 다르다는 이야기다.

시금치에는 백미에 비해 훨씬 다양한 영양소가 들어 있다. 미네랄, 비타민, 식이섬유, 엽록소와 기타 파이토케미컬이 그것이다. 이들은 보다 다양한 효소를 일하게 한다. 백미 350칼로리는 체지방을 증가시키고, 시금치 350칼로리는 체지방을 소모시킬 것이다.

공사 현장에서 자재가 부족하다는 이유로 인부들이 놀고 있는 것을 상상해 보면 이해가 쉽겠다. 필요한 모든 자재가 들어오면 각자의 위치로 가서 책임량을 완수할 것이다. 즉 음식의 질이 떨어지면 일부 효소들만 움직이고 미봉책으로 소화를 끝내기 때문에 그대로 에너지 저장 상태로 몸에 축적된다는 의미가 된다. 공사 현장에 일부 자재가 모자라서 함께 사용되어져야 할 자재가 쌓이고, 쌓인 만큼 인부가 놀고 있다는 뜻이다.

비스킷이나 햄버거는 칼로리가 낮아도 다이어트 식품이 아니지만 더 많은 양의 칼로리를 섭취하더라도 시금치와 같은 자연 식품은 다이어트에 도움이 되는 이유이다.

칼로리가 중요한 것이 아니라 음식의 질이 중요하다. 음식의 질은 인슐린의 반응을 컨트롤한다. 인슐린의 통제는 여러 과정을 통하여 식욕 호르몬인 그렐린과 포만감 호르몬인 렙틴의 컨트롤로 이어진다. 대부분의 질병이 그러하듯이 비만이라는 질병도 인슐린 분비를 자극하는 음식의 지속적인 과다 섭취인 것이다.

9.
아침을 굶으면? (1일 2식)

우리는 너무 많은 칼로리를 섭취한다. 하루 한 끼에서 두 끼면 충분하다. 그리고 너무 자주 먹는다.

간식을 100일을 끊으면 10가지 병이 물러간다고 했다. 하지만 이러한 것보다도 더욱 경계할 것은, 터무니없이 가공되고 변형되고 먹어서는 안 될 것들을 첨가한 음식을 먹는다는 사실이다.

인간은 자연에서 왔다. 그래서 자연에서 온 것을 먹어야만 한다. 가능한 한 가공이 덜 된 천연에 가까운 음식이어야 한다.
인간이 만든 기계는 인간이 만든 인공화합물을 먹어야 한다.

인간은 생명체 속의 불포화지방산이 필요하고, 기계는 원유를 가공한 기름과 윤활유가 필요하다.

우리가 먹는 식탁을 둘러보자. 올려진 음식 속에는 먹어서는 안 될 것들과 인공으로 그 질이 변형된 것들이 너무 많다. 그래도 다행인 것은 인체는 그것들을 배출할 능력이 있다는 것이다. 그러한 능력은 공복감을 느낄 때 발휘된다. 인체는 우리가 상식으로 알고 있는, 그렇게 많은 칼로리의 음식이 필요치 않다.

하루 세 끼 개념의 시작은 19세기 이후 산업혁명으로 인한 출근 제도가 생기면서부터라고 한다. 그리고 이러한 개념이 확산되어 자리 잡은 시기는 20세기에 들어 1차 세계대전 이후부터라고 한다. 이전의 시대에는 동서양을 막론하고 하루 두 끼가 일반화되어 있었다고 기록들은 전하고 있다. 그마저 오후 늦게 먹는 한 끼만이 정찬으로서 제대로 차려진 식사였다. 로마 군인은 오후 3~4시 사이에 정찬을 했고 일본의 사무라이도 그랬다고 전한다.

하루 두 끼만 먹는다면 언제가 좋을까? 11~12시 사이의 첫 식사(break-fast)와 오후 7시 전후 사이의 저녁 식사(dinner)이다. 이렇게 하면 저녁 식사 후 약 17시간의 단식(fast)을 깨는(break) 첫 식사를 하게 되는 것이다.

많은 전문가가 여러 가지 이론과 학설을 제시하며 활동 전의 아침 식사를 반드시 해야 한다고 주장한다. 그러나 아침 식사를 반대하는 전문가 및 자연의학자들도 그에 못지않게 많다.

나는 아침을 안 먹는 것을 17세 때부터 지금까지 47년 동안 해오고 있다. 지금은 한 끼 먹는 것도 다반사로 하고 있는 실정이다. 한 끼를 먹을 때는 저녁 식사만을 하는 경우이다. 중학교 때부터 지금까지 건강검진 외엔 병원에 간 적이 없다. 물리적인 충격으로 인해 외과 병원에 간 적은 몇 번 있었고, 내과에는 건강검진 외에 간 적이 없다. 외과 병원에서 치료를 받을 때도 약은 일체 거부했고 몰래 버리기도 했다. 지금도 어디 불편한 구석이 없는 상태다. 아직도 넘치는 강의 스케줄과 상담 스케줄이 줄을 잇고 있는 상태다.

아침 식사를 하지 말라고 하는 이유는 단순하다. 첫째, 심장의 힘이다. 정상적인 비위 기능을 갖고 있는 사람이라면 아침 기상 후에는 식욕이 일지 않는다. 식욕은 심장의 활동에 의해 발생한다. 식사량은 심장의 힘을 상징한다. 심장은 위장이라는 떡방아 기계를 돌리는 원동기이기 때문이다. 여기서 '심장의 힘'이 '심장의 건강'을 말하는 것은 아니다.

심장은 새벽 4시부터 서서히 예열되기 시작한다. 우리 몸은 잠을 잘 때에 서서히 체온이 내려가 새벽 4시를 전후하여 최저 온도가 된다. 누구나 새벽에 이불을 끌어당기는 이유다. 그리고 체온이 낮아져 이 시간대에 혈액의 점도(粘度)가 가장 높아진다. 즉 혈액순환이 가장 어려운 때다. 자다가 심장마비나 뇌졸중으로 사망하는 경우가 바로 이 시간대인 것이다.

이때부터 예열되기 시작한 심장은 낮 12시에서 오후 2시에 최고조에 이른다. 이때가 몸의 근육이 가장 유연해지고 힘이 세질 뿐만 아니라 몸이 민첩해진다. 소화기관도 온도가 높아지고 소화액도 풍부하게 나오는 때다. 그래서 이 시간에 먹는 식사는 아침에 먹는 식사보다 훨씬 맛있다. 식욕이 높아진다는 것은 소화액 분비가 풍성하다는 것을 의미한다. 당연히 소화력이 좋은 시간이 된다. 소화가 잘 되는 시간이라면 소화관 내에서의 음식 부패가 가장 적다는 이야기가 된다.

아침 식사를 과하게 하거나 급하게 먹었을 경우 체하는 경우가 많다. 특히 '심장의 힘이 약한 사람'은 소화불량과 더욱 자주 체하기도 한다. 협심증이 있거나 기타 심장질환이 있는 사람들이 식사 중에 땀을 많이 흘린다. 심지어 물수건으로 얼굴 땀을 씻으면서 식사하는 것을 봤을 것이다.

아침에는 이동을 한다든지 근육운동을 활발히 해야 하고, 하루 일과를 생각하고 준비하느라 골격근육과 뇌로 혈액이 집중된다. 이때 아침 식사를 하게 되면 혈액은 급하게 내장 기관으로 분산 공급되어야 한다. 이렇게 되면 심장의 힘이 약하고 혈액량이 적어, 빈혈 내지는 가(假)빈혈, 저혈압 내지는 가(假)저혈압 상태로 들어가고, 내장근에 충분한 혈액을 공급할 수 없게 된다. 따라서 부족한 혈액 때문에 소화력은 떨어지고, 내장근에 혈액을 뺏긴 뇌는 맑지 못하게 되어 오전 업무 중에 졸리거나 학생의 경우 첫 수업 시간부터 졸게 되는 것이다. 여기서 가빈혈, 가저혈압이라 함은 임상학적 기준으로는 빈혈이나 저혈압이 아닌 상태를 말한다.

심장의 힘이 약한 사람은 아침 식사를 적게 먹거나 아예 거르는 것을 볼 수 있다. 식욕이 일지 않는 것이다. 이런 사람이 아침 식사를 하게 되면 컨디션이 떨어지고 오히려 점심 식사가 맛이 없어진다.

그래서 아침 식사를 평소에 잘하는 사람과, 아침을 입맛 없어 거르는 사람들의 비교는 잘못된 비교가 된다. '아침 식사를 잘할 수 있는 사람과 잘할 수 없는 사람'과의 비교라는 표현이 맞다. 당연히 비교 결과는 심장의 힘이 좋아 배 속의 온도가 높은 사람이 아침 식사를 잘할 것이고, 활력이 있어 업무와 사회 활동에서 열정적이고 적극적일 것이다.

올바른 비교는 아침을 먹는 사람들 중에서 서로 비교가 되어야 하고, 아울러 안 먹는 사람, 즉 잘 못 먹는 사람들끼리 서로 비교가 되어야 할 것이다.

스스로에게 테스트하고 30여 년 동안 수많은 사람에게 권해 본 결과 각 그룹별로 동일한 결과가 나왔다. 양쪽 모두 단연 아침 식사를 하지 않는 게 좋았다. 단지 평소 끼니를 거르면 저혈당증을 일으키는 사람들은 그렇지 않았다. 하지만 그런 사람들도 야식을 못하게 하고, 아침 식사를 며칠 동안 서서히 줄여 가면서 끊게 한 후 2~3주 뒤에 봤을 때 컨디션이 더 좋아졌고 혈액 검사 수치가 모두 개선되었다.

둘째, 깨우는 호르몬이다. 아침 기상 후에는 하루를 시작해야 하기 때문에 신체를 깨우기 위한 호르몬인 아드레날린과 코르티솔 등의 분비가 증가한다. 이들 호르몬은 심박 수와 혈압 등을 올려 골격근과 뇌로 혈액을 보내는 역할을 한다. 반면 내장근 쪽으로는 혈액량이 줄어들어 배 속의 온도가 내려가고 음식을 먹어도 소화액 분비가 충분치 않게 된다.

소화액 분비는 소화력을 결정하는 중요한 인자다. 소화액의 분비가 적으면 음식은 내부에서 부패가 심해진다. 당연히 장 내 독소 발생이 증가되고, 이 독소는 간에 만성염증을 일으키고 전신으로 전달되며 심지어 뇌에 영향을 미치게 된다. 장색(塞) 뇌색(塞)이다. 이 정도면 아침 식사는 독이 되는 것이다.

셋째, 휴식과 행복감을 주는 평안의 호르몬이다. 세로토닌은 행복, 평안, 소화의 호르몬이라고도 한다. 저녁 해질 무렵에는 낮 동안의 햇빛으로 인하여 아침부터 분비량이 증가하기 시작한 세로토닌의 최종 체내 농도가 가장 높아진다. 이때는 세로토닌의 작용은 물론 그와 연동되는 다른 호르몬의 작용으로 근육과 뇌에 집중되어 있던 혈액이 내장 기관으로 이동하게 되면서 배 속이 따뜻해지는 시간이다. 소화기관의 소화샘과 내장근의 운동력이 활발해지면서 식욕이 생긴다. 그래서 저녁을 굶는 것은 고문이 되는 셈이다. 저녁 식사를 거르는 다이어트를 하는 사람들은 결국 배고픔과 전쟁을 치르고 있는 것이다. 얼마나 힘들겠는가!

자기 자신이 실천하지 않고 있고, 또 평생 할 수 없는 것은 남에게 권하지도 말아야 한다. 저녁 식사 때는 풍성한 소화액과 내장근의 활발한 운동 그리고 온도 증가로 최고의 소화 조건을 갖추게 된다. 가장 소화가 잘 되는 때다. 저녁 식사는 과식하더라도 체하는 경우가 거의 없다.

가장 많은 영양소 흡수가 저녁 식사 때 이뤄진다. 지금까지 내가 홍채진단학으로 관찰한 결과는, 저녁 식사를 거르는 사람들의 대부분은 영양실조였다. 저녁을 거르면 안 되는 것이다. 혹시라도 체중 조절을 위해서 저녁을 거르는 프로그램을 하는 중이라면, 그것도 3일을 초과하는 것이라면 중지할 것을 권하고 싶다. 건강을 잃기 쉽고 요요현상은 받아 놓은 밥상이기 때문이다.

과학 문명의 발달로 저장 기능이 발달하면서 인류는 배고픔의 시대를 벗어나 과식의 시대로 이동했다. 불과 100여 년만의 일이다. 더구나 운동이 부족한 시대로 이동했다. 우리나라는 1960년대 중반까지만 해도 보릿고개로 생존을 위협받는 사람들이 많이 있었던 시대를 살아왔다. 이 때문에 절대적 기아(飢餓)로 영양실조로 인한 질환인 폐렴, 결핵, 영아 사망, 유아 사망, 기생충, 전염병 등의 감염성 질환을 많이 앓았다. 그러나 이제는 경제성장을 통한 과잉 영양 섭취가 원인으로 생각되는 비만, 고지혈증, 당뇨병 등 대사성증후군이라고 하는 성인병이 많아져 가고 있다.

경제성장에 따라 우리의 내장은 갈수록 지쳐 간다. 왜 내장은 과로하는가? 하루 3끼를 먹는 식습관은 역사적 기록들을 검토하면 인류 전체로 봤을 때 사실 80년이 채 넘지 않았다. 이전에는 한 끼나 두 끼를 먹었다. 사실 없어서 못 먹었던 것이다.

현재는 자연을 거스르는 공장식 농법과 축산 기술에 의해 유럽과 미국 그리고 아시아 일부 국가들은 너무 많이 먹어서 쌓이고 막혀서 과거와는 성질이 다른 질병에 시달려 의료비의 막대한 국가적 지출에 버거워하고 있다.

오늘날 미국인들은 삼시 세 끼와 중간의 간식까지 평균 6끼를 먹는다고 한다. 쉴 새 없이 들어오는 음식 때문에 신체는 인슐린 과잉 상태에 빠지고, 결국 이런 식습관이 제2형 당뇨병과 다른 만성 질환들을 부른다는 것은 누구나 알고 있는 사실이다.

비단 미국의 식단뿐 아니라 우리나라도 전반적으로 과식 상태다. 아니, 현재 미국보다도 더하다. 최악의 밤 문화가 한국의 음식 문화의 현주소이다. 이 때문에 우리 장기는 잠시도 쉴 틈 없이 과도한 노동으로 혹사당하는 중이다.

하루 세 끼도 너무 많다. 아침에는 아드레날린의 작용으로 교감신경이 항진되어 피가 소화기관으로 가지 않고, 근육과 머리 쪽으로 간다. 앞서 서술했듯이 아드레날린이 분비되면 소화기관으로 피가 가지 않는다. 소화 효율이 떨어지는 건 자명한 사실이 아니겠는가!

아침을 굶어야 한다. 아침은 디톡스(해독) 시간이다. 만일 소화가 안 되고 아침에 입맛이 없는 사람에게 새벽에 일어나 운동이나 활동을 하게 해 보자. 그러면 심장이 빨리 예열되어 식욕이 돌아 배가 고프게 된다. 6시 이전에 일어나 활동하면 아침 식욕이 생기는 이유다. 칼로리를 소모해서가 아니라 심장의 예열이 되어서 그런 것이다.

여기서 반드시 짚고 넘어가야 할 사항이 있다. 너무나 중요한 내용이다. 정말로 중요한 내용이다.

위장에 음식이 머무는 시간은 육식을 약간 곁들였을 때 약 두 시간이 걸린다. 채식만을 했을 때는 훨씬 짧다. 사과 한 개만을 먹었을 때는 약 20분이면 위장을 벗어난다. 그만큼 위장이 쉬게 된다는 의미이다. 위를 통과한 음식이 소장을 통과하는 시간은 약 8시간이 소요된다. 그리고 대장에 머무는 시간은 소장까지의 소화 상태에 따라서 달라진다. 결국 변비나 설사는 물 부족이나 물 과다가 아니고 소화불량인 것이다.

낮 11시. 앞서 서술했듯이 낮 12시가 가까워지면 활동하는 사람이면 누구나 식욕이 생기게 된다. 이 현상은 혈당이 떨어진 것과는 무관하다. 소화 시스템이 정상인 사람이면 식후 혈당 유지는 다음 식사 때까지 일정하게 유지되기 때문이다.

이 시간 대의 위장은 충분한 휴식과 심장의 기운으로 충분히 달궈져 있다. 또 심장은 박동력이 높아져 있고 간은 전신의 근육과 신경에 에너지를 공급하면서 담낭(쓸개)의 자극으로 담즙분비 준비를 완료하게 된다. 췌장은 전신에 에너지를 공급하면서 활동량에 맞는 혈당을 유지시켜 주면서 위장의 자극으로 소화액 분비 준비를 마친 상태가 된다. 신장은 필요에 따라 실시간으로 혈압을 조절해 주면서, 한편으론 방광의 자극으로 인해 신체 각 조직과 근육의 대사 찌꺼기를 걸러 오줌을 만들기에 바빠진다. 낮에 오줌을 자주 누는 이유이다.

저녁 7시. 낮 동안의 비(脾)와 간(肝)의 활동으로 충분히 비축된 소화액과 높아진 체온이 내장으로 유입되어 소화 기능이 최고조에 이른다. 소화력이 가장 왕성한 때이다. 한편으론 신장은 방광의 자극을 벗어나고, 간은 담낭의 자극을 벗어나고, 심장은 소장에게 그 역할을 넘겨주는 때가 된다.

식사 후 10시 전에 취침에 들면, 이때부터 간과 신장과 소장은 어쩌면 이들의 본연의 업무에 해당되는 소화, 흡수, 해독, 합성, 재생, 복구, 생(生)장, 조(造)혈, 조(造)골, 면역, 치유, 호르몬 생산,

성장, 저장 기능을 하는 것이다. 비(脾)는 보이는 육체의 생명력을 생산/유지하는 입에서부터 항문까지를 관장하고, 신(腎)은 보이지 않는 생명력을 생산/비축하는 뇌로부터 꼬리뼈까지의 척수관(脊髓管)을 관장한다.

이 시간은, 특히 신장은 다음 날 사용할 보이지 않는 생명력을 비축하는 시간이기도 하다. 즉 인체의 재생과 복구, 치유의 재창조의 시간이다. 기초대사량의 대부분이 이때 사용된다.

우리가 잠이 든 시간에 엄청난 에너지를 가지고 이 작업을 하는 것이다. 그래서 건강과 피로 회복이 빠르게 되려면 저녁 일찍 잠자리에 들어야 한다. 피로가 회복되면 자연스럽게 아침 기상 시간이 빨라진다.

나이가 들어 가면서 지쳐 가는 소화기관 때문에 소화 기능이 떨어진다. 이 시기엔 젊었을 때보다 더욱 소식을 해야 하지만, 비위 기능이 항진되는 시기이기 때문에 오히려 20대의 식욕을 갖는 사람이 많아진다. 이 시기에 수많은 대사성증후군의 환자가 발생하는 이유이기도 하다.

50대 이후에는 소식만 해도 건강이 좋아진다. 소식하고, 체온을 따뜻하게 유지하고, 미네랄이 충분한 식사를 하면 몸의 냉기가 빠지면서 자연 치유력이 높아져 건강한 상태로 돌아간다.

그래서 환자는 밤에 더 아프다. 치유 반응이 나오기 때문이다. "아파야 낫는다"는 말은 치유 활동을 할 때 통증이 나타나기 때문이다. 날밤을 꼬박 새기를 자주 하는 사람은 빈혈과 골다공증이 온다. 3일 이상을 날을 새면 아침에 코피를 쏟는 경우가 생긴다. 생혈이 부족해지고 어혈(수명을 다한 적혈구)이 많아져서 뇌압을 올리게 되는데, 이때 약한 비강의 모세혈관이 터지면서 발생하는 현상이다. 야근은 생명을 가불해서 쓰는 행위이다.

새벽 4시. 역시 장기들의 임무 교대 시간이다. 방광의 활동이 재개되어 신장은 오줌을 생산하고, 담낭의 활동이 재개되어 간은 담즙 생산과 근육과 신경 활동을 위한 준비를 한다. 대장도 5시부터 깨어나기 시작하여 대변을 밀어내고 피부로 노폐물을 배출한다. 소변, 대변과 배출과 피부와 발바닥, 겨드랑이, 사타구니로는 개기름과 수많은 노폐물을 밀어내며 코와 기관지, 눈과 목구멍과 혀로도 많은 노폐물을 배출한다. 이른바 오전에는 대대적으로 소화 찌꺼기와 재창조 찌꺼기를 배출하는, 이른바 배독과 배출과 해독의 시간이 되는 것이다. 만일 이때에 음식을 먹게 되면 이러한 에너지가 체력의 2분의 1에 해당되는 소화 에너지로 전용(轉用)되기 때문에 제대로 이루어지지 않게 된다.

30년이라는 시간은 이러한 현상을 테스트하고 관찰하는 데 있어 짧지 않다. 그래서 확신을 갖고 있다. 나이가 들수록 소식과 충분한 씹기를 해야 하고, 성장기 때도 아침 식사는 소식을 해야 할 뿐만 아니라 건강상의 문제가 있다면 아침 식사는 하지 말아야 된다는 것과, 성장기가 끝난 후라면 당연히 누구나 아침 식사는 하지 않는 게 건강에 좋다는 사실이다.

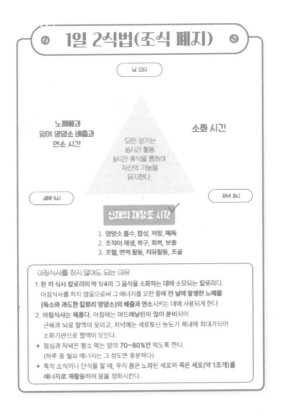

10.

장청몸청(腸淸身淸)

어릴 적에 장이 좋지 않았다. 가끔 변비도 있었다. 까닭 없이 배앓이를 하여 뜨끈한 아랫목에 배를 깔고 엎드려 있다 보면 괜찮아지곤 했다. 당시 부모님께서는 여름에도 항상 작은 사랑방 아궁이에 불을 지폈다. 가축의 먹이를 위해서이자 집안이 습(濕)해지는 걸 막기 위함이었던 것 같다.

중학교 입학 무렵 때는 축농증 때문에 1년 동안을 고생했다. 가방 안이 온통 코를 푼 화장지로 가득 차서 주변에 들킬까 봐 조마조마했던 심정이 아직도 기억에 생생하다. 부모님은 수술을 결정하셨고 난 무척이나 두려웠다. 그 수술을 어떻게 하는지에 대해 나름 팔방으로 알아봤다. 지금의 축농증, 즉 부비동염에 관한 갖고 있는 정보는 그때의 것이 전부이다. 소금물로 헹구는 것이 가장 좋다는 정보 속에서 '소금물 드레싱'을 하게 되었다. 좋아지는 줄도 모르게 어느 날부터 저절로 괜찮아졌다.

유년 시절, 피부 가려움증이 심해서 수시로 아버님과 어머님께 옷을 올리고 등을 내밀곤 했다. 그때 아버님은 긁어 주시고 나서 침을 발라 주셨는데 그처럼 시원할 수가 없었다. 화가 나면 온몸에 두드러기가 나기도 했다.

초등학교 때는 '게' 알레르기가 있어 고생도 했다. 게를 좋아해서 친구들과 갯바위에서 낚거나 개펄에서 잡아와서 먹기도 했는데 어느 때부턴가 알레르기 때문에 못 먹었다. 어느 날 화가 나서 일부러 많이 먹고 고생하기를 반복했다. 오기를 부리며 했던 것이다. 그 뒤 몇 번이 더 있었고 그리고 다시는 생기지 않았다.

나중에야 이 모든 현상의 원인과 이유를 알게 되었다.

잠시 장과 뇌 그리고 질병에 관하여 살펴보자. 뇌가 중추신경계를 통하여 우리 몸의 생명현상을 관장한다는 것은 누구나 알고 있는 사실이다. 장에 분포하는 신경세포가 2~6억 개 정도란다. 장이 그만큼 해야 할 일이 많다는 뜻이기도 하다. 이 많은 신경세포를 통하여 장은 소화 과정의 복잡한 메커니즘과 해독, 방어, 보호, 활성화 등 독자적으로 판단해야 하는 일이 많을 것이다.

놀랍게도 우리 몸은 이러한 정보를 중추신경을 통하여 뇌에서 모두 처리하기보다는 장에게 현장에서의 자치권을 부여하여 처리하고 수행시키고 있다. 장과 뇌가 서로 통한다는 이야기다.

뇌는 생명현상 모든 것에 관여하는데, 뇌와 장은 서로 소통하면서 서로를 조절하고 어떤 것은 독자적으로 판단하고 행동한다. 많은 대학과 연구소에서 장과 뇌 그리고 면역작용에 대해 다양한 실험과 연구가 진행 중이다. 장과 뇌는 마치 커다란 호르몬 파이프로 연결되어진 것처럼 보여진다고 마이클 거숀 박사는 말했다.

장이 기분과 생각을 조절하고 뇌 활동을 극대화시킨다는 것은 고대부터 알고 있어 온 사실이다. 예부터 수많은 사람이 소식과 단식을 통하여 뇌를 활성화시켜 지혜와 깨달음을 얻으려 했다. 노자는 단식과 선식(仙食)을 통한 수련을 강조했고, 석가모니 부처는 단식과 6년 동안을 7일 1식의 조식(粗食)을 했으며, 공자는 배불리 먹지 말라고 했다. 마호멧은 "단식은 종교로 들어가는 문"이라고 했고, 소크라테스, 플라톤은 10일간씩 단식을 했고, 철학자 피타고라스도 조직적이고 계획적인 40일 단식을 통하여 명철(明哲)을 얻었다. 모세, 엘리야, 예수님도 40일 단식을 했음은 다 알고 있는 사실이다. 알았든 몰랐든 장을 비워 생각과 마음을 정리했던 것이다.

결국 장이 비워져야 장이 건강해지고, 장이 건강해진다는 것은 장의 신경세포들이 긍정적으로 활성화되고, 그것은 뇌를 활성화시키게 함을 알았단 이야기다. 이러한 사실은 지금에 와서 장 내 세균총(microbiome)에 의해 호르몬이 실제로 지배된다고 밝혀졌다.

그 결과, 장이 정신과 마음을 다스린다는 연구 결과들이 쏟아지고 있는 현실이다. 우울한 기분이 든다 싶으면 장을 먼저 살펴봐야 한다고, 잠이 오지 않아 시달리면 장을 먼저 살펴봐야 한다고 한다. 심지어 불안감, 적개심, 공격성, 소극적인 마음, 적극적인 마음도 그렇단다. 맞는 말이다.

마음이 삐뚤어져 비아냥거릴 때 우리는 "너, 속이 불편해?", 상대가 행동에 심히 감정이 상할 때 "배알이 꼴리네", "속 뒤틀리네", 너무나 억울한 일을 당할 때 "환장(換腸)하겠네", 절박한 상황에 처해 있을 때 누군가 해 주는 조언이 현실감이 떨어질 때 "속 편한 소리 하고 있네", 상대방이 화를 돋울 때 "속 뒤집는 소리 마!", 크게 손해를 보거나 무안을 당했을 때 "똥 씹는 얼굴 하지 마"라고 표현한다. 속담에서도 그렇다. "사돈이 논을 사면 배가 아프다"라고 한다.

감정과 장의 관계를 우리는 이미 알고 느끼고 있었던 것이다. 단지 우리가 알려고 하지 않았던 것뿐. 뇌의 기능을 향상시키고 싶다면 장 상태에 주의를 가져야 한다. 다시 한 번 언급하지만 장과 뇌의 작용은 쌍방향 작용이다. 이는 매우 중요한 깨달음이다.

장은 뇌에 호르몬으로 메시지를 보내고, 뇌는 장에 그렇게 화답을 한다. 장에서 우리 몸에서 필요로 하는 각종 호르몬의 약 70%를 만든다고 한다. 그중에서 특히 세로토닌은 90% 이상이 장에서 생산된다고 밝혀졌다. 세로토닌은 '행복 호르몬'이라고도 불리는데, 뇌가 인체의 각종 세포에 보내는 신호들을 전달하는 매우 중요한 역할을 하는 물질이다. 이는 생명력의 근본이 되는 자율신경계를 지배하여 감정 상태를 컨트롤 하는 중요한 호르몬이다.

앞서 언급한 마이클 거숀 박사(MichaelD.Gershon, 컬럼비아 대학 해부학과에 재직 중인 신경생물학자이자 교수)는 장을 제2의 뇌라고 했다. 공감이 되는 표현이다. 스트레스를 받을 때 먹고 싶은 음식은 장 상태가 좋지 않을 때도 먹고 싶어진다. 단 것, 매운 것, 튀긴 것, 술 같은 것들이 당길 수밖에 없어 계속 악순환되는 것이다.

얼굴 관리나 바디 관리를 할 때라면 장 상태부터 먼저 개선시켜야 할 것이다. 장 관리야말로 최고의 피부 케어이다. 복부 마사지와 배 속의 온도를 높여 주는 다양한 열 요법은 피부를 좋게 하며 세로토닌을 분비시켜 연쇄적으로 '치유의 호르몬'들이 분비되게 한다.

복통이 있을 때 복부에 열을 높여 보라. 행복감을 느끼며 통증이 즉시 사라질 것이다. 엄마의 따뜻한 손이 약손인 것이다.

다시 강조하지만 세로토닌이란 호르몬은 몸과 마음을 다스려 우리의 운명을 바뀌게 하는 최고의 호르몬이다. 폭식증과 과민 반응도 이 호르몬의 부재에서 일어난다.

현대인의 10명 중 9명은 장이 좋지 않다. 단순히 변이 잘 나오고 용종이 없어도, 똥이 굵고 황금색이라 하더라도 이것들은 장이 좋을 필요조건이지, 충분조건은 아니다. 장이 완전하면 아픈 곳도 없어야 한다. 더 나아가 120~140세까지 건강하게 살게 되어야 하는 것이다. 이 말은 장이 무너진 만큼 아프고, 아픈 만큼 장이 무너져 있다는 것이다.

식물은 뿌리를 통해서 땅에 있는 물과 영양소를 흡수한다. 장내 독소가 쌓이고 장 누수 현상이 심해지면 그 기능을 제대로 하고 있다 볼 수 없고, 세로토닌이라는 행복 호르몬도 원활히 생성되지 않는다. 이 호르몬이 부족하면 비만세포의 증식이 시작된다.

장 내 해독과 영양 공급은 매우 중요하다. 장에서 흡수되는 영양소는 물론 독소도 모두 간으로 간다. "모든 길은 로마로"를 이렇게 바꿀 수 있다. "장 내벽을 통과한 모든 것은 간으로."

답이 나왔다. 장생간생(腸生肝生)! 장이 살아야 간이 사는 이치가 여기에 있다. 만성간염 환자 중 비바이러스성 또는 비세균성 만성간염이 아닌 이상, 거의 모두가 장에서 유입되는 독소 때문에 발생하게 되는 거다. 간이 상하면 피가 탁해진다. 간생혈생(肝生血生)이다. 피가 탁해지면 심장이 힘들어진다. 혈생심생(血生心生)이다. 심장이 힘들어지면 위 기능에 심각한 문제가 발생한다. 심장은 위장이라는 떡방아를 돌리는 원동기다. 뿐만 아니라 가장 중요한 속 체온이 내려간다.

심장이 허약한 사람은 급체를 하거나 늘 체(滯)기가 있다. 역류성 식도염도 심장질환인 것이다. 심포와 위장의 분문(식도와 위의 연결부 괄약근)은 근막으로 연결되어 있다. 혹 혈압 약을 먹는 사람 중에 역류성 식도염이 있다면 약을 끊으면 대부분 증상이 없어지게 되는 것도 이러한 이유 때문이다. 체하면 맥박부터 빨라지고 불규칙해진다. 약한 심장에 과부하 걸린 것이다. 심생위생

(心生胃生)이다. 위가 살아나야 장이 살아난다. 윗물이 맑아야 아랫물이 맑아진다. 위생장생(胃生腸生)이다.

장이 맑아져야 뇌가 맑아진다(장청뇌청). 뇌의 현상은 장이라는 대지 위의 아침 안개와 같다. 이 현상은 해가 떠서 다시 대지의 온도가 올라가면 없어진다. 같은 이치로 장의 온도가 올라가면 뇌의 문제는 안개 걷히듯이 없어지는 것이다. 뇌의 문제는 장의 그림자다. 결국 뇌가 맑아짐으로써 우리 몸이 맑아진다.

뇌청몸(신)청의 원리가 이것이다.

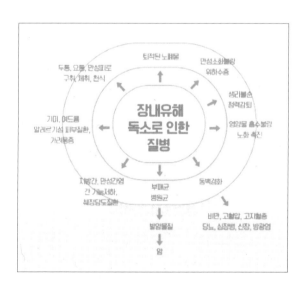

11

변비, 방치해도 되는가

장청뇌청(腸淸腦淸)! 장이 맑아야 뇌가 맑아진다! 장색뇌색(腸塞腦塞)! 장이 막히면 뇌가 막힌다! 뇌청신청(腦淸身淸)! 뇌가 맑아야 몸이 맑아진다!

중학교 때 변비로 고생한 적이 있었다. 치열이 생겨 재래식 화장실인 변소(便所)의 바닥이 온통 핏물로 붉게 되곤 했다. 하도 자주 출혈을 해서 빈혈이 왔다.

부모님 손에 이끌려 병원에 갔지만 아무런 조언도 못 받고 나왔다. 혼자 고민하며 잡지 신문을 구해 혹시라도 방법이 있는지 찾아봤지만 신통한 게 없었다. 아무튼 어찌어찌하여 나았다. 나아지니 관심도 멀어졌다.

그 후에 결혼을 했는데 아내가 1~2주 만에 변을 보는 악성 변비 환자인 것이다. 늘 얼굴에 핏기가 없었고, 만성피로에 시달렸을 뿐만 아니라 눈엔 충혈과 기상 후 눈곱이 눈꺼풀이 붙을 만큼 심했던 것이다. 쉬이 지치고 짜증을 내고…. 지금도 팔리고 있는 '돌코락스', '아락실'을 과량으로 먹어도 효과가 없었고 마그네슘 하제를 매일 먹기까지 했다. '붕어 운동'을 손수 땀을 흘려 가며 발목을 잡고 30분 이상씩 해 주기도 했다.

35년 전 이야기다. 온갖 정보를 뒤지고 (이때는 정보가 좀 있었음) 뒤져 출산 1년 전에야 해결할 수가 있었다. 알고 보니 변비 해결은 아주 쉬운 문제였던 것이다.

병 중에서 가장 무서운 병으로서, 만병의 뿌리가 될 수 있는 병이 변비(便祕)다. 참으로 무서운 질환이다. 하지만 거의 대부분의 사람들이 그렇게 생각을 못하고 있고, 단지 좀 불편한 것으로 생각할 뿐이다. 놀라운 사실이다. 현재의 몸 상태와 불편함, 크고 작은 건강 이상, 진단받은 병명이 변비가 그 뿌리임을 모르고 있다는 사실이고, 또 알려 줘도 대부분 믿지를 않는다.

장 상태는 그 개인의 현재의 몸 상태와 정신 상태의 근본이다.

그중에서도 변비와 만성 설사는 최악인 상태를 말하고 있다. 변비는 대장(大腸)의 연동운동에 장애를 일으켜 부패 가스 발생과 대장 내의 압력을 높이게 되는 주범이다. 이 현상은 곧바로 소장(小腸)의 압력을 높이고 그 연동운동을 저해시켜, 소장 내의 세균 이상 증식으로 인한 부패 가스 발생으로, 각 조직에 소장 내의 압력이 전달되게 한다. 장 내 발생가스의 80% 이상이 혈관으로 흡수된다. 방귀를 참으면 안 되는 이유이다. 이 유독성 부패 가스는 온몸으로 들어가 염증을 발생시켜 노화의 주범이 된다.

이러한 복강 압력의 증가는, 복부 내의 모든 장기의 혈액순환 장애와 임파액 순환 장애를 유발하게 되어 복부 냉기를 발생시키게 된다. 복강 압력의 증가는 위로는 흉강 압력의 증가를 불러오고, 이어서 두 개강 압력의 증가를 가져오게 한다. 또 아래로는 골반강 압력 증가를 불러와 각 장기, 임파관, 혈관의 압력을 높이고 세포 외압, 세포 내압, 척수강 압력을 높이게 되어 전신질환을 일으키게 된다.

장 상태에 따라 복강압 증가의 차이는 있으나 변비야말로 가장 문제가 되는 증상이다. 장에서 우리 몸에서 필요로 하는 각종 호르몬의 약 70~90%를 만든다는 것은 이젠 하나의 상식이 되다시피 했다. 변비는 결국 세로토닌 호르몬을 비롯한 인체에 필요한 여러 호르몬을 생산하는 소장이 제 기능을 발휘할 수 없게 만드는 것이다. 세로토닌은 '치유의 호르몬' 또는 '행복 호르몬'이라고도 불리는데, 뇌가 인체의 각종 세포에 보내는 신호들을 전달하는 매우 중요한 역할을 하는 물질이다. 따라서 변비가 심하면 대장과 소장의 연동운동이 저하되면서 세로토닌의 생성도 줄어들게 되고, 뇌 기능이 멈춘 것과 같은 현상이 발생하는 것이다.

우울증, 불면증, 의부증, 의처증, 치매, 파킨슨, 알츠하이머, 간질(뇌전증), 부정적 사고, 비정상적 식욕 등의 질환을 갖고 있는 사람들에게서는 세로토닌이 거의 검출되지 않으며 변비가 심하다는 사실이 밝혀졌다.

장 건강의 회복이야말로 건강을 '유지, 회복'시키는 가장 기본이 되는 것은 물론 가장 효과적인 방법인 것이다. "똥 씹는 얼굴하지 마라." 장이 똥을 씹고 있으면 똥 씹는 얼굴이 되고 '똥색'이 되는 것이다. 장이 맑아지면 행복감이 오고 이것은 운명을 바꾸게 한다.

12.

면역의 뿌리가 어디인가

모든 생명체의 면역 시스템은 처음부터 완벽하게 설계되었다. 자연요법은 이러한 대전제하에서 설명되어져야 할 것이다. 우리 몸에 내장(內藏)되어진 자연 치유력 — 항상성 유지력, 환경 적응 능력, 자가 복구 능력 — 이 그것이다. 시쳇말로 자가 복구 프로그램이다.

체내 면역세포의 70%가 장에 집중되어 있다. 장이 건강하면 면역세포들이 건강해진다. 장에서 서식하는 유익균의 대사산물(배설물)은 장 내벽에 포진되어 있는 면역세포들의 활성화물질이며 먹이가 된다.

이들 면역세포들의 역할은 세균이나 덜 소화된 단백질과 장내 세균의 시체 조각 — 내독소 물질 — 을 현장 차단하고 놓친 것들은 추적해서 처리하는 것이다. 만일 장벽이 약하거나 장누수증후군(새는 장 증후군)이 있는 사람은 이러한 면역세포들의 활동으로 몸 내부가 세균과 이물질들의 처리 때문에 내부 전쟁 상태가 되는 것이다. 이것이 자가면역질환의 시작이 된다. 설혹 거기까지 진전이 안 되더라도 내부 염증이 증가해서 다양한 질병의 뿌리가 된다.

모든 질병의 뿌리는 만성염증이다. 염증의 뿌리는 장 기능 저하, 염증의 종점은 암, 결국 암을 비롯한 질병의 고향은 장 기능 저하인 것이다.

癌(암)이란 글자를 보자.

口+口+冂 → 입으로 들어간 음식이

山 → 내 몸속에 산처럼 쌓여

疒(병질엄) → 병이 된다는 의미를 보이고 있지 않은가.

면역이라고 하면 면역세포와 그들이 분비하는 면역 물질을 말하며 이들을 움직이는 자율신경시스템과 호르몬시스템, 발열(發熱) 시스템을 총괄하는 의미이다. 면역세포라 하면 NK세포,

T세포, B세포, 대식세포, 수지상세포, 과립구, 림프구(임파구) 등의 백혈구와 이들이 분비하는 분비 물질인 면역 글로블린, 사이토카인 등이 흔히 알려졌지만 이보다 훨씬 많은 요인이 복잡하게 얽혀 있다.

소장 중의 회장(돌창자) 점막에 분포한 30~40여 개의 파이에르판(Peyer's patch)에는 다양한 면역세포들이 밀집/분포하면서 상시 교대로 순찰한다. 그리고 일부 B세포도 생산된다. 이들은 세균 및 이물질이 날뛰지 못하도록 포식(捕食)하면서 면역 항체를 만든다. 또한 맹장의 충수에는 많은 림프구 및 면역세포들이 존재하여 장 내 감염과 염증을 예방하고 정보를 수집하여 우리 몸의 면역 반응을 조절한다. 이들이 장관 면역 시스템이며, 면역세포와 그 시스템의 훈련소인 것이다.

장에는 체내 면역세포의 70%가 집중되어 있다고 밝혀져 있고 그 훈련소이기도 한 장, 따라서 장의 건강이 곧 면역이라 함은 결코 과장이 아니라 할 수 있다.

면역 시스템의 최전선에서 일하는 것은 NK(Natural Killer)세포라는 백혈구다. 자연살해세포라고도 한다. 매일 암세포가 수천~수십만 개씩 만들어지고 있지만, 암에 걸리지 않는 것은 NK면역세포 때문이다. NK세포가 가장 많은 곳이 바로 장이다.

일본 최고의 면역학자라 불리는 '오쿠무라 코우'는 "건강하고 오래 살려면 NK세포를 관리하라. 젊음과 건강은 나이가 아니라 면역력에 달려 있다. 우리 몸의 면역세포는 70%가 장에 있기 때문에 장의 건강이 젊음의 척도"라고 말했다. 장 속에는 약 100종류의 300조 마리 이상의 장 내 세균이 있다고 한다. 그 무게가 족히 1kg이 넘는다고 한다. 학자에 따라 숫자는 달리 발표되고 있지만 그만큼 다양하고 많은 숫자라는 이야기다. 장 속에 사는 유해균과 유익균의 균형이 무너지면 변비, 설사는 물론 과민성 장증후군, 아토피 등 피부 질환, 천식, 우울증과 같은 온갖 질환이 생길 수 있다.

장 내 세균은 일부 개인 차이가 있지만 건강한 장은 중간균이 약 70%, 유익균이 15% 이상, 유해균이 각각 15% 미만이어야 한다고 한다. 중간균은 유익균과 유해균 중 세력이 큰 쪽으로 수시로 변한다고 하니 평소 음식 관리가 중요함을 알 수 있다. 무엇보다도 장의 온도와 음식의 종류 그리고 위장의 상태에 따라 결정된다. 항생제를 비롯한 약물 복용은 단번에 세균총의 균형을 무너뜨린다고 하니 더더욱 조심할 일이다.

임신과 출산 시에 어머니의 산도와 위장관의 세균이 그대로 옮겨진다고 한다. 결혼한 부부는 출산의 자격을 갖춰야 할 것이다.

　장이 면역이다. 똥 빼서 건강 찾자. 장 속의 부패로 인한 복강
압이 병이다. 장 건강은 자연을 몸에 담을 때 보장된다. 자연을
통한 지혜냐, 이론을 통한 지식이냐? 자연과 가까워지면 건강과
가까워지고 이론과 가까워지면 (자연과 멀어지면) 질병과 가까워
진다. 다시 한 번 장청몸청이다!

13.

복부 냉기는 소화기 과로(만병의 근원)

소화기 과로를 아는가?

우리는 너무 많이 자주 먹고 있다. 하루 세 끼는 너무 많은 칼로리 섭취다. 서양에서 건네받은 칼로리 영양학은 신뢰할 수 없는 학설이다. 음식의 칼로리 측정 방식도 알고 보면 인정할 수 없는 아리송한 방식이다.

하루 빵 하나 정도의 칼로리 섭취로 살아가는 사람이 많다. 하루 한 끼로 살아가는 사람이 많다. 이들은 간식도 거의 하지 않는다. 하루 두 끼로 살아가는 사람들은 부지기수다.

2,200Kcal~2600Kcal를 유지해야 한다는 칼로리 이론은 생각

해 봐야 한다. 나는 고2 때부터 아침을 굶었다. 46년 동안 해 오고 있고 20여 년 전부터는 하루 한 끼도 다반사다. 간식은 일체 하지 않는다. 물론 비즈니스로 인한 접대 관계에서 간혹 간식을 하게 되는 경우도 있다. 여기서 간식이라 함은 간단한 식사는 물론 견과류, 과일, 과자류를 포함한 것을 말한다.

나의 활동량은 웬만한 직장인의 두 배 이상이다. 아침 7시에 기상해서 하루 평균 400km 이상을 자가운전으로 이동하면서 쉴 틈도 없이 강의와 상담을 한다. 집에 돌아와 하루의 정리와 필요한 책들을 읽다 보면, 잠자리에 드는 시간은 거의 새벽 2시다.

칼로리 이론대로라면 영양실조가 되어 이미 시체가 되어 있어야 마땅할 것이다. 하지만 중학교 입학 이후로 아파서 병원에 간 적이 없다. 교통사고와 건강검진과 치과 치료를 위해 간 적은 있다. 모든 병리학적, 임상학적 결과는 항상 정상이었다. 거의 모든 수치가 20대와 차이가 없다.

음식이 위장에 머무는 시간이 2시간 정도다. 육식을 좀 과다하게 했다면 5시간 이상도 머물러서 위장이 일을 계속하게 한다. 소장으로 내려간 음식이 소장을 통과하는 시간은 약 8시간이 소요된다. 대장에 머무는 시간은 소장에서의 소화가 어떻게 되었느냐에 달려 있다. 따라서 변비는 소화불량이고 설사 역시도 소화불량이다. 만일 변비가 물 부족이라면 설사는 물 과다 섭취가 원인이 되어야 할 테고, 만일 변비가 물 부족이라면 대한민국에서 변비 환자는 한 명도 없어야 한다.

신혼 초에 악성 변비 환자인 아내 때문에 변비에 대해서 참 많이 공부를 했다. 지금 아내는 변비로부터 완전히 해방되어 있다.

다시 돌아가자. 우리가 음식을 먹게 되면 대장에 도달하기까지 걸리는 시간이 약 10시간이란 사실이다. 오전 8시에 아침을 먹고 10시에 간식하고, 12시에 점심 먹고 오후 2시에 간식, 4시에 간식, 6시에 저녁 식사, 8시에 간식, 10시에 야식…. 위장이 쉴 틈이 없는 상황이다. 더구나 소장에서의 소화가 약 8시간이 진행되는데, 그렇다면 소장은 다음 날 아침 식사 때에도 어제 저녁에 먹은 음식 때문에 쉬지 못하고 일을 하고 있는 상황이 된다. 어쩌면 태어나서 한 끼도 굶어 보지 못한 사람은 평생 위장과 소장이 쉬는 시간이 없었을 것이다.

세상에서 과로를 이기는 그 어떤 생명체도 존재하지 않는다. 아니, 창조의 세계 자체가 지속되는 과로에는 견딜 수가 없게 되어 있다. 지속되는 과로는 정리, 정돈할 시간을 없게 한다. 우리는 이러한 것을 피로물질의 누적이라고 한다. 이렇게 되면 서서히 기능이 떨어지게 된다.

우리 몸의 기능이 떨어진다는 것은 그곳으로 혈액 공급이 줄어든다는 의미다. 그러면 더욱 영양소 공급과 대사찌꺼기가 처리되지 않는다. 악순환이다. 그래서 건강이 빠져나가게 되며 건강이 빠져나간 자리는 질병 상태가 되는 것이다.

소화 시스템에 과로가 누적됨으로써 영양소 생산이 부족해진다. 영양소는 체온을 생산하는 연료이다. 체온을 생산하고 남는 것은 우리 몸을 재구성하고 보수/복구하는 데 사용된다.

결국 소화 시스템의 기능이 저하된다는 것은 우리 몸의 체온이 내려간다는 것이고, 한편으로는 어느 한 곳이 정체가 되면, 특정한 곳에 열이 쌓이게 된다. 전체적인 체온 저하가 일어나지만 국부적으로는 열이 발생하게 된다. 혈액순환이 안 되는 곳에는 자연 치유력이 작동되어 혈관 확장으로 혈액을 보내고, 조직의 확장이 일어나 임파액의 통로가 열려 백혈구가 쉽게 통과할 수 있도록 하게 한다.

이때 당연히 그곳이 붓게 되고, 주변의 신경이 자극되어 통증이 생기고, 백혈구의 활동 내지는 세포의 염증 반응으로 염증이 생기게 되는 것이다. 다양한 질병은 이러한 현상이 만성적으로 일어날 때 발생한다.

　간식을 하지 않는 것은 아주 훌륭한 건강법이다. 옛말에 간식을 100일 동안 끊으면 10가지 병이 물러간다고 했다. 되새김을 해야 할 말이다. 공복감을 일정 시간 유지한다는 것은 소화기관에 휴식을 주어 그 에너지를 우리 몸을 정리하는 데 사용하게 하는 행위이다.

　과로한 소화 시스템에 휴식을 주자. 자연의 이치는 휴식을 통해서 회복하는 원리이다. 우리는 하루 8시간을 잠을 자게 되어 있다. 일과 중에도 틈틈이 휴식하게 되어 있다. 농경지도 휴경을 통해 지력(地力)을 회복한다. 우리에게 건강을 주는 산림도, 멋들어지게 솟아 있는 산의 등산로도 입산 통제로 휴식을 주지 않는가!

　골격근이 과로해서 근육 피로가 오면 육체적 휴식을 통해서 회복을 한다. 정신적 스트레스와 과도한 신경에너지 소모로 신경근이 과로하게 되면 수면, 여행, 음악 감상, 영화 감상 등을 통해서 휴식을 취함으로써 회복되게 한다. 평생을 과식과 잦은 간식, 야식을 통해서 지친 소화기관의 내장근은 어떻게 회복시킬 것인가?

　골격근의 과로, 신경근의 과로, 내장근의 과로…. 이들의 피로

물질들은 각각 전신에 영향을 미쳐 서로에게 피로물질인 산성노폐물을 전달하게 된다. 이렇게 됨으로써 어느 한쪽의 과로는 다른 쪽에 피해를 주게 된다.

모든 생명체는 동물과 식물을 막론하고 아프면 식욕이 떨어지게 되어 있다. 동물들도 아프면 3~4일 동안 물과 음식도 먹지 않고 마른 땅이나 섶에 엎드려서, 뒷다리와 앞다리를 배 쪽으로 구부리고 머리로는 배를 덮는다. 복부의 온도를 높여 스스로 치유하는 본능적인 행동이다. 먹이를 소화하는 데 쓰는 에너지를 자연 치유력에 쓰기 위함이다. 소화 에너지는 체력의 1/2에 해당된다. 그래서 과식은 과로다. 과식하면 까닭 없이 피곤하고 졸리는 이유이다.

골격근, 신경근이 과로하면 우리는 수시로 휴식을 통해서 회복시킨다. 하지만 이때도 잘 먹어야 낫는다고 맛집을 찾아다니고, 집에서는 칼로리 높은 고지방/고단백 식품을 맛있게 푸짐하게 먹는다. 내장근의 과로를 더욱 부추기고 있는 것이다. 그 뿐이 아니라 온갖 생즙이나 고열로 다려 낸 액상 음식을 수시로 마신다.

내장근은 평생 과로로 인해 지쳐 있어 냉기로 인해 약해져 감으로서 궁극적인 건강 악화가 진행되고, 그 상태에서도 더욱더

내장근의 과로를 시키게 되는 것이 대부분의 사람들이 지금까지 해 오고 있는 행태이다.

'건강해지려면 잘 먹어야 된다'는 말이 많은 오해를 불러일으키고 있다. 이 말은 기름진 음식을 배부르게, 자주 먹으라는 말이 아니다. 위장의 70% 미만으로 소식을 하고, 가능하면 천연에 가까운 여러 가지의 거친 채식을 잘 씹어 먹으라는 말이다. 밥 반 공기를 반찬과 잘 씹어 먹게 되면 위장을 70% 정도 채울 수 있다.

소화기 근육과 소화샘을 지치게 해서는 안 된다. 지치게 되면 점점 운동력이 떨어지고 자체 온도가 내려가게 된다. 복부 냉기의 시작이다. 여기서부터 질병의 싹이 트는 것이다.

만병의 근원 복부 냉기

복부 냉기는 장 내 독소 발생의 근원이다. 장 내 독소는 80%가 혈액으로 흡수된다. 이 독소는 인체의 약 100조 개의 세포를 해(害)하는 근본적인 독소다.

음식이 소화액과 만나면 영양소로 분해된다. 이것은 소화액 속의 소화효소와 장 내의 유익균(발효균)이 활동해서 일어나는 것이다. 발효는 장의 온도가 높을 때 활성화된다. 음식이 소화되는 과정에서 발효만 일어나는 것이 아니라 부패도 일어난다. 그래서 변에서 악취가 나는 것이다.

부패는 장 내의 유해균(부패균)에 의해서 일어난다. 부패는 장의 온도가 낮을 때 발생한다. 위장의 온도는 섭씨 37도 이상 유지되어야 하고, 간의 온도는 섭씨 38도 이상이어야 한다. 소장의 온도가 섭씨 39~40도인 상태에서 소화효소의 활동이 최적이다.

장 내의 독소는 소화불량과 부패균의 활동으로 발생한다. 이렇게 해서 발생되는 독소가 우리 몸 내부 곳곳에 만성적인 염증을 일으키게 되어 퇴행성 질환을 일으키는 것이다. 이러한 만성 염증이 장 내벽의 상피세포에 생기면 결국 장누수증후군이 발생된다. 그리고 상황은 걷잡을 수 없이 발전하여 다양한 증상은 물론 자가면역질환을 호소하게 되는 것이다.

소화효소가 음식에 작용할 때는 모든 효소가 그러하듯이 반드시 미네랄과 비타민의 도움이 필요하다. 그래서 이들을 조효소라고 하는 것이다. 우리 몸에서의 모든 대사작용과 면역 기능에 있어서 비타민과 미네랄은 필수적인 작용을 한다.

여기서 굳이 그 중요성을 따진다면 단연 미네랄이 되겠다. 왜냐하면, 비타민 C를 제외한 대부분의 비타민은 인체 내부에서 효소와 미네랄의 작용과 장 내의 유익세균들에 의해서 합성이 된다. 하지만 미네랄은 오직 음식으로만 섭취해야 되는 것이다.

일부 인체 내에서 합성되지 않는 비타민은 채식 위주의 부식(副食)을 골고루 먼저 먹는 식습관으로 간단히 해결된다. 미네랄은 소금과 흙 속에서 생명체로 들어와서 역할을 하고 빠져나가게 된다. 그리고 그것이 죽어서 썩게 되어 다시 흙으로 돌아가는 것이 미네랄이다. 또한 일부 비타민의 역할은 미네랄이 대신 할 수도 있지만 미네랄의 역할은 비타민이 할 수 없는 것이다.

이처럼 비타민보다 훨씬 중요한 게 미네랄이다. 비타민은 식물, 동물, 박테리아 등이 미네랄과 햇빛과 물과 이산화탄소 그리고 질소를 통해서 합성되는 유기물이다. 하지만 미네랄은 무기질인 태초의 창조 물질이며, 이것은 소모되어 없어지지 않고 지구 생태계 내에서 오직 순환될 뿐이다. 그래서 그 부족한 자리는 반드시 해당 미네랄만이 그 역할을 메울 수 있다. 그 어느 것도 대신할 수 없다.

효소의 활동에 있어서 필요로 하는 모든 미네랄을 종합적으로 갖고 있는 것이 천연 종합미네랄제인 소금, 특히 천일염임을 앞서 밝혔다. 음식이 입으로 들어가면 소화액과 만난다. 소화액에는 소화효소가 있다. 이제, 여기에 반드시 소금(천연종합미네랄제)이 있어야 한다는 것을 이해할 것이다.

소화는 사실상 발효다. 소화액은 발효제이며 방부제이다. 소금도 발효제이면서 방부제이다. 그래서 염장(鹽藏)을 하고 김치, 젓갈, 된장, 고추장 등이 바로 그것이다.

서술했듯이 소화제와 소금은 같은 성질이다. 그래서 과거에는 소금이나 새우젓, 고추장을 소화제로 썼던 것이다. 소화 과정에서, 소화효소는 소금을 필요로 하고 소금은 소화효소를 필요로 한다.

다시 돌아가자. 음식은 소화액과 만나고 또 소금과 만나야만 한다. 즉 음식에 간을 충분히 해서 먹어야 한다는 거다. 여러 이유가 있었겠지만, 지리산 빨치산들이 더 이상 산속에서 버틸 수 없었던 이유 중 하나로 봉쇄 후 소금 수급이 어려웠던 점을 꼽을 수 있겠다. 산악 전투, 긴장 속의 이동, 많은 땀…. 소금의 부족으로 무기력, 투쟁 의지 상실, 질병 등 엄청난 전투력 저하와 건강상의 어려움에 처해졌다는 건 충분히 상상이 되는 내용이다.

체내 염분 부족은 무기력증을 유발한다. 일부러 싱겁게 먹는다는 것은 소화 대사에 있어서 재앙이다.

간이 충분히 되어 음식이 짭짤해야 침이 나온다. 침의 중요성은 앞서 충분히 강조했다. 위액의 원료는 소금에 있다. 소금 속의 염화나트륨이 그것이다. 또한 위액을 비롯한 담즙, 췌장액,

장액 등 모든 소화액은 직접 내지는 간접적으로 반드시 소금에 의해 분비를 자극받고, 또 생산되는 것이다.

특히 식사 중 또는 식후, 국물이나 물을 과다 섭취하게 되면 소화액이 희석되어 음식의 소화 효율이 떨어지고, 또 부패된다.

결국 장 환경이 소화이고 영양이고 건강이고 면역이고 체온임을 이해하자. 역으로 체온이 면역이고 건강이고 영양이고 소화인 것이다.

홍채진단학이란 것이 있다. 눈의 동공을 제외한 검은자위를 홍채라 한다. 서양에서 발전한 망진법(望診法)이다.

홍채에는 우리 몸의 모든 장기와 조직의 반사구로 위치해 있다. 서양인은 눈이 푸르다. 그래서 대화 중에도 상대방의 홍채의 무늬가 선명하게 보인다. 반면 동양인은 홍채가 흑갈색이어서 보이지 않는다. 따라서 관심이 없었고 옛날에는 빛을 비추는 도구(펜라이트)가 없어서 볼 수도, 본다는 개념마저도 없었을 것이다.

홍채의 무늬는 95퍼센트 이상이 홍채상의 장 영역에서 출발하고 있는데, 그 무늬는 장 독소가 각 장기 및 조직으로의 진행 방향을 나타낸다. 홍채를 보면 신체 각 부의 퇴행성 질환, 대사성 증후군, 화학약물 중독증 등의 현상이, 장의 특정 부위에서 발생되는 독소가 홍채 해당 반사구 영역으로 유입되어, 급성 또는 만성적 염증 상태로 홍채상에 착색이나 깊은 골 또는 무늬로 나타내져 있음을 확인할 수 있다. 그래서 홍채진단학을 '장 진단학'이라고도 한다.

다시 짚어 보자. 냉기는 독소 발생의 근원이고, 독소는 염증이고, 만성염증은 질병이다. 냉기의 시작점은 복부 내부, 즉 복강(腹腔)의 온도 저하, 복부 냉기이다. 결국 병의 근원은 복부 냉기(복강 온도 저하)이며, 소화 장애인 것이다.

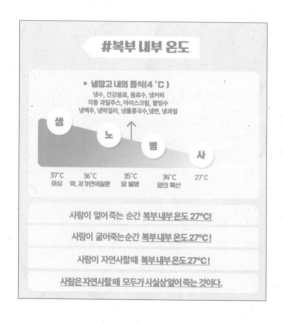

14.

소금 둘러보기

소금은 생명이다

봉급(Salary), 샐러리맨(Salaryman), 군인(Soldier), 샐러드(Salad), 구원(Salvation) 등의 어원이 소금(Salt)이다. 고대 로마 군인의 봉급을 소금으로 준 것이 유래라 한다. 샐러드는 과일과 야채에 소금을 뿌린 것을 말한다. 우리의 샐러드는 김치와 나물인 것이다.

소금은 흙의 질적인 변화의 결과물이다. 한국원자력연구원의 자료에 의하면 한국의 천일염에는 83종의 원소가 들어 있다고 한다. 한국 천일염의 경우 80~85%가 염화나트륨이고 나머지가 기타 원소이다.

사람이 죽으면 흙만 남는다. 곧 소금 성분(미네랄)만 남는 것이
다. 나머지는 물과 공기로 흩어진다. 인체의 재료는 탄소(C), 수
소(H), 산소(O), 질소(N)로 이루어진 유기물과 소금, 즉 미네랄이
다. 사람이 소금이 없으면 죽듯이, 지구도 소금이 없으면 죽는
다. 모든 생명체는 소금 없이는 살 수 없다.

소금 염(鹽) 자를 보자.
鹵(소금 로)+臣(백성 신)+血(피 혈-받침으로 올 때 삐침 탈락)=鹽

소금이 모든 백성의 피가 된다는 뜻이다. 소금은 염화나트륨
이 아니다. 소금은 나트륨(Na)을 중심으로 80여 종의 미네랄이
뭉쳐 있는 물질이다. 다양한 미네랄과 짠맛의 나트륨의 조화가
생명을 탄생/유지시키는 것이다.

자연은 진리이며 지혜다. 인류 문명의 모든 과학적 지식은 자
연현상에서 배운 것이다. 앞서 말했듯이 자연은 완전, 완벽 그
자체이며 최고의 선(善)이다. 어느 때부턴가 자연에서 배운 인간
이 자연의 힘을 무시하여 그 환경을 사람의 힘으로 파괴시켜 왔

고 또 인위적으로 바꾸려고 해 왔다. 더 나아가 꽃 한 송이도 만들지 못한 인간이, 생명 속에서 일어나는 자연현상인 자연 치유 현상을 믿지 않을 뿐만 아니라 비과학적이라고 무시하기까지 하고 있다.

자연 치유 현상의 기본적인 3대 증상은 열과 통증과 염증이다. 심하게 아프지 않으면 휴식을 취하면서 따뜻하게 해 주면 우리 몸은 간단히 회복된다. 하지만 조금만 열이 나도, 조금만 통증이 있어도, 조금만 염증이 있어도 해열제, 진통제, 소염제를 써서 자연 치유 프로그램의 작동을 멈추게 하여 완전 복구가 되질 않고 항상 미봉책으로 마무리시켜 버린다. 그래서 몸이 점점 약해져 가는 것이다.

소금은 자연이 제공한 것이다. 창조주는 왜 우리에게 나트륨 함량이 높은 짠 소금을 주셨을까? 인간은 그것이 잘못된 것이라고, 또 독성 물질이 있다고 과장 홍보하여 갖은 방법으로 가공하여 상품화하고 있다.

암염은 성경에 의하면 4000~5000년 전에 지각변동이 일어나면서 바닷물이 마르거나 묻혀서 생긴 것이다. 현대 기준으로 보면 암염은 천일염보다 훨씬 더 독성 물질이 많다. 이것은 당시 바닷물이 지금의 기준으로 본다면 오늘날의 바다보다 더 오염된 상태라는 말이 된다. 우습지 않은가?

나트륨 과다가 문제라고 했는가? 80여 종의 미네랄 중 어느 한 가지만을 갖고서 과잉 섭취시켜 보자. 생명에 심각한 문제가 발생한다. 탄수화물, 지방, 단백질 등도 한 가지만 집중 섭취한다면 인체에 이상 현상이 발생하지 않겠는가? 소금에 대한 인체 실험이 소금이 아니라 나트륨(Na)만에 의한 실험이었음을 상기해야 한다.

병원에 입원하면 기본적으로 투입하는 게 링거주사액이다. 생리식염수가 그것이다. 생리식염수에는 무게비 염화나트륨이 0.9% 들어 있다. 이것을 달리 표현하면 모든 환자는 나트륨 부족이란 말과 같은 의미인 것이다. 영국의 링거 박사의 오랜 관찰의 결과물이 '링거주사'로 결론 내려졌다는 것이다. 진정 생각해 볼 문제이다.

생명은 균형과 조화이다

자연계의 모든 것은 조화의 묘(妙)인 것이다. 나트륨의 섭취량이 문제가 아니다. 만일 그렇다면 먹거리가 얼마나 복잡해질까? 어떻게 그것을 정확히 계산할까? 과식하는 사람이 싱겁게 먹는다고 나트륨의 총량이 넘치지 않을까?

자연은 조화 속에서 스스로 조절하는 것이다. 그래서 自然인 것이다.

물+채식(칼륨)+저염식(나트륨)은 최악의 조합이다. 최악의 경우 저나트륨혈증이 되거나 고칼륨혈증이 될 수도 있다. 칼륨과 나트륨의 비율이 무너지면 체액의 삼투압 조절에 문제가 생겨 심장과 신장 건강에 위험이 올 수 있다.

소금은 소화제이다. 음식에 소금이 들어가야 침(타액)과 각종 소화액 분비가 자극받는다. 더불어 염소는 타액(침) 등의 효소인 아밀라아제나 위산(HCl)을 만드는 재료로써 중요하다. 나트륨은 담즙, 췌장액, 장액 등 알칼리성 소화액의 성분이 된다. 소금 섭취량이 부족하면 이들 소화액의 분비가 감소하여 식욕이 떨어지게 되며 먹어도 소화불량이 된다.

또한 나트륨은 식물성 식품 속에 많은 칼륨과 함께 항상 체내에서 균형을 유지하고 있다. 칼륨이 많고 나트륨이 적으면 생명마저 위태로워질 수 있다는 사실은 전해질에 대해서 아는 사람에게는 상식이다. 칼륨이 충분하다면 아무리 나트륨 섭취가 과다할지라도 고나트륨혈증이 될 수 없다. 칼륨이 나트륨을 밀어내서 나트륨량은 자연스럽게 조절된다.

미국 국립보건원의 자료에 의하면 인체 내의 나트륨과 칼륨의 정상적인 총량비는 '나트륨:칼륨=1:2'로 되어 있다. 하루 권장 섭취량비도 역시 그러하다. '세포 내액'의 칼륨 농도와 '세포 외액'의 나트륨 농도는 약 1:1이다.

전 세계적으로 인스턴트식품 과다 섭취와 환경오염, 육식에 대한 상대적인 채식 기피 현상으로, 심각한 칼륨 결핍으로 인한 여러 질병에 노출되어 있다고 한다. 한국인의 권장 칼륨 섭취량은 성인 남성이 3,500mg 이상, 여성이 2,800mg 이상인데, 대부분의 한국인은 권장량보다 적은 양의 칼륨을 섭취하고 있다고 보고된다. 현재 우리나라 국민의 하루 평균 칼륨과 나트륨의 섭취량을 보자면 각각 2.9g과 4.5g으로 칼륨 부족이 심각한 수준으로 조사된다.

칼륨 결핍은 심장박동 이상(부정맥), 근육통, 경련, 골격근 및 위장 근육을 비롯한 내장근의 약화로 소화력에 직접적인 영향을 미치는 것으로 기능의학에서 말하고 있다. 또한 칼륨은 나트륨이 신장으로 재흡수되는 걸 막고 과도한 나트륨을 소변으로 배출시켜 체내 나트륨과다혈증을 막아 주는 중요한 기능을 하고 있다. 이러한 상황은 고혈압, 심혈관 질환, 당뇨병, 뇌졸중 등 각종 질환 발생의 기초 원인을 제공함으로써 삶의 질을 저하시키고, 의료 비용 등 사회 비용 증가의 문제를 야기하고 있다.

미국의 경우를 보자. 미국인도 역시 대부분은 권장 칼륨 섭취량을 충족하지 못한다고 한다. 미국질병통제예방센터(CDC)에 따르면 성인 남성의 경우 일일 권장 칼륨 섭취량은 3,400mg인 반면, 여성의 경우 2,600mg이지만 미국인의 대부분은 두 성별 모두 권장량보다 적은 양의 칼륨을 섭취하고 있다고 발표하고 있다. 특히 미국의 경우 소아 및 청소년의 칼륨 섭취량도 매우 부족하다고 한다. 미국질병통제예방센터(CDC)에 따르면, 1~3세 아동은 일일 2,000mg, 4~8세 아동은 2,300mg, 9~13세 아동은 2,500mg, 14~18세 청소년은 2,800mg 이상의 칼륨을 섭취해야 하지만 대부분 권장량 이하의 칼륨을 섭취하고 있다고 한다. 이것은 채식 위주의 식사로 칼륨이 충분히 섭취가 되면 소금 섭취를 늘려도 고나트륨혈증의 문제는 없다는 의미가 된다. 나트륨 과다가 아니라 칼륨 부족이 문제인 것이다. 나트륨을 병적으로 규제할 것이 아니라 칼륨의 섭취를 늘려야 하는 이유이다.

체내 나트륨이 부족한 상태에서 땀을 흘리게 되면 전해질 불균형으로 세포에 에너지 전달이 제대로 되지 않으며 심하면 탈진, 탈수 현상이 일어난다. 나트륨은 체온 조절에도 중요한 역할을 하고 있다. 땀의 배출을 도와서 체온을 조절하여 유지하고 또한 필요에 따라 올리는 데에도 필요하다.

운동을 많이 하거나 땀을 많이 흘리는 업에 종사하는 사람은 그렇지 않은 사람보다 더 섭취해야 한다. 염분이 땀으로 배출되기 때문이다. 땀 흘려 일하는 공사장에는 식당 급수대나 근처에 소금을 비치하여 사고를 예방하려는 업체가 많다. 군대에서 여름에 훈련 시에 필수 보급품이 소금이다. 잘못된 이론으로 보디빌더들이 저염식을 하는 경우에 건강이 나빠지는 경우가 많다. 근육이 붓고 내부에 염증이 생겨 부피가 커지는 것이다. 근육의 질은 형편없이 나빠진다. 또한 염증으로 콜레스테롤은 더 높아진다.

단식이나 초저칼로리 식사로 다이어트를 하면 나트륨 배출이 급격히 심해진다. 또한 보충 식품에 들어 있는 나트륨만으로는 턱없이 부족하기 때문에 반드시 소금을 추가로 챙겨 먹어야 한다. 소금 섭취를 제한하면서 하는 다이어트는 나트륨 및 소금 속의 다양한 미네랄의 부족으로 다이어트 후의 부작용을 가져오는 가장 큰 이유이기도 하다.

시중에 저나트륨 소금이 판매되고 있다. 문제의 본질을 벗어 난 행태이다. 나트륨 섭취를 규제할 것이 아니라 칼륨 섭취를 권 장해야 할 것이다. 마치 녹차의 카테킨 성분이 좋다는 이유로 녹 차 음료가 시판되고 있는 것과 같다. 녹차는 차답게 마셔야 한 다. 물 대신에 먹어서는 안 되는 것이다. 물 대신 먹게 될 경우 위 장을 차게 하여 소화를 방해하고, 철분 흡수를 방해하여 빈혈을 일으킬 수 있다.

다른 미네랄과의 균형도 중요하다. 예를 들어 보자. 소금 속에 는 천연 요오드가 다량으로 들어 있다. 천연 요오드는 방사능 요 오드의 갑상선 침투를 막아 준다. 소금 섭취를 줄이면 요오드가 부족해서 갑상선에 문제가 발생한다. 더구나 방사선을 통한 정 기/조기 검진은 이것에 취약한 갑상선과 유방암을 발생시킨다.

소금의 유해성은 설탕보다 200배나 당도가 높은 인공감미료 인 아스파탐(aspartame)을 생산하는 세계 최대의 화학회사이자 제약회사인 '몬산토(Monsarto)'를 비호하여, 아스파탐의 유해성을 소금에 누명을 씌운 결과라고 하는 폭로성 주장도 있다. FDA 승인과 취소와 다시 승인, 이 과정의 관련자들의 기록들을 보면 수긍이 되기도 한다.

소금은 인체의 정화제

소금은 인체 내의 가장 확실한 정화 물질이다. 대기오염으로 인한 중금속, 특히 수은, 납, 카드뮴 같은 중금속 등이 음식물이나 호흡기를 통해 들어오게 되면 일부는 대변과 소변, 땀을 통해 배출된다. 하지만 남아 있는 중금속들이 대장이나 체내 장기와 조직에 축적되어 각종 암을 비롯한 각종 질병의 발생 원인이 되기도 한다.

균형 있는 미네랄의 섭취는 각종 독소와 노폐물을 배출한다. 중금속뿐 아니라 활성산소, 숙변 등을 중화시키고 몸 밖으로 배출하면서 정상적인 생체리듬을 찾아 준다.

소금 부족이 질병이다

30년 남짓 세월 동안 듣고 보고 느꼈던 것은, 아픈 사람은 대부분 싱겁게 먹는 사람들이었다. 처음에는 그저 던지는 말로 "짜게 드셔 보세요"라고 권했다. 따르는 사람들은 의외로 체력이 회복되고 또 복용하던 약들의 효과가 놀랍도록 나타나는 걸 확인했다.

혈당과 관련해서 이야기해 보겠다. 소금이 빠진 자리는 당이 채운다. 총당량이 높지 않아도 소금기가 부족하면 혈액이 썩는다. 패혈증이 그것이다. 싱겁게 먹게 되면 단맛을 찾게 된다. 반대로 짜게 먹게 되면 단맛이 싫어진다. 당이 미네랄과 결합되어야 인슐린이 작용할 수 있다. 소금이 부족하면 당이 혈액은 떠돈다는 이야기다. 당이 쓰이지 못하고 갈 곳을 못 찾아 헤매는 것이 당뇨증이 아닌가.

인슐린 자체도 췌장에서 소금 없이는 생산되지 못한다. 칼륨, 나트륨, 칼슘, 마그네슘 등의 4대 미네랄의 균형은 물론이려니와 다른 미량 미네랄의 조화에 의해서 인슐린도, 수용체도 제 기능을 발휘하게 된다. 세포 내에서 태워지는 것도 미네랄이 있어야 하는 것이다. 영국의 생화학자 크렙스(Krebs)는 이것을 밝혀 노벨상을 받았다.

4대 미네랄의 균형이 깨질 때 다른 미네랄의 균형도 깨져 있다고 보면 된다. 소금은 미네랄 균형의 기초가 되는 물질이다. 미네랄의 균형은 소금 속의 80여 종의 미네랄의 기초 위에서 존재할 수 있는 것이다.

체내의 나트륨량은 사람이 조절하는 것이 아니라, 식물성 음식의 칼륨에 의해서 자연스레 조절되는 것임을 믿어야 할 것이다. 그렇지 못하다면 우리는 늘 부자연스러운 건강법 속에서 앞으로도 불안함으로 미궁을 헤맬 것이다.

당과 인슐린의 불협화음은 당 독소와 고지혈을 만들어 혈액을 끈적거리게 한다. 정맥의 플라크, 동맥의 동맥경화를, 세포의 지방화는 그렇게 만들어지는 것이다. 물론 지방과 당 대사에서도 동일하다.

고혈압, 당뇨, 비만, 신부전증, 심부전증, 중풍, 치매 등은 물론 파킨슨, 아토피 같은 자가면역질환 등 만병의 근원이 여기로부터 출발했다고 해도 틀리지 않을 것이다.

WHO에서는 하루 소금 섭취 권장량으로 5그램 이하를 권한다. 혈액의 염도 0.9%! 건강을 유지하려면 1리터의 혈액에 9그램의 소금이 있어야 한다는 말이다.

건강한 도시의 일상생활을 하는 성인들의 하루 중 땀, 오줌, 대변 등으로 배출되는 수분량이 약 2.5리터라 한다. 눈물도 짜다. 오줌도 짜다. 대변도 짜다. 콧물도 짜다. 땀도 짜다. 침도 짜다. 양수도, 생리혈도 짜다.

소금 없이는 아무것도 우리 몸에서 빠져나갈 수 없다.

하루 중에 배출되는 수분량이 약 2.5리터! 배출되는 수분은 대부분 혈액 이상으로 짜다. 오줌의 염도가 1.2% 이상이 되어야 혈액의 염도가 상시 0.9%를 유지할 수 있다. 땀은 염도가 훨씬 더 높다. 백 번 양보해서 땀, 오줌, 대변, 양수 등이 0.9% 염도로 배출된다고 가정해도 2.5리터의 배출 수분에 22.5그램의 염분이 함께 몸 밖으로 나간다는 결론에 이른다.

배출이 22.5그램이면 음식과 물 마심을 통해서 섭취되는 수분 2.5리터 속에 소금이 22.5그램이 있어야 한다. 그래야 혈액이 0.9%를 유지할 수 있다는 계산이 나온다. 그런데도 WHO에서는 소금 섭취 5그램(나트륨 무게로 약 2.5그램) 이하를 권한다. 이래도 더 고민할 것인가? 무슨 말을 더 해야 한단 말인가?

소금이 입맛이다

섬이 고향이기 때문에 어릴 때 여름철이면 늘 바닷가 모래밭에서 놀았다. 명사십리(明沙十里), 족히 2~4km의 하얀 은빛 모래밭과 솔밭 방풍림 조성된 곳으로 3곳이 있다. 장관이다. 그뿐인가, 개펄 역시 그렇다. 긴 모래밭과 개펄 사이에는 갯바위가 떡하니 버티고 있어 서로를 침범하지 못한다.

사계절을 마다 않고 그곳을 자주 헤맸다. 바다를 보면서 많은 대화를 했다. 갯바위를 터전 삼아 사는 수많은 생명체와 대화를 했다. 그러면서 시간 가는 줄도 몰랐다.

고향 바닷가에서 봤던 생명체는 상처 입어 힘들어 하는 것들이 없었다. 가끔 저수지에서 낚은 고기나 둠벙에서 노니는 물고기를 보노라면 상처 입어 하얀 속살이 나와서 불쌍히 여겼던 적이 있었는데 바닷가에는 그런 물고기가 없었다. 개펄에서 놀다가 무수히 발을 찔리고 베이기도 했다. 하지만 그로 인해 고생한 기억은 없다. 다음 날이면 아물었다. 바닷물이 약이었던 것이다.

농사를 지었기에 소, 돼지, 닭, 염소, 토끼, 개, 고양이, 거위 등의 가축을 키웠다. 가끔 집의 우물가에서 도축을 했기에 해부학(?) 견학을 할 수 있었다. 가축 곱창을 칼로 째서 왕소금을 듬뿍 뿌려 빡빡 문지르고 비벼서 기름기, 똥, 냄새를 씻어 내던 것을 보았다. 그리고 그 과정에서 저절로 간이 배인 곱창을 숯불에 구워 먹을 때의 그 맛을 지금도 기억하고 있다.

된장 한 움큼 들고 선배 형들, 친구들과 갯바위 낚시를 했다. 어쩌다 볼락 새끼라도 잡히면 즉석에서 된장 발라 먹은 기억도 있다. 갯바위 굴은 그 자체가 소금물에 잠겨 있어 그냥 까서 먹으면 되는 거였다. 근처 밭머리의 뽕잎, 모싯 잎… 뭐든지 된장 발라 먹으면 꿀맛이었다.

소금이 맛이었다.

소금이 생명현상을 조절한다

소금은 체내 모든 생리 기능에 물만큼이나 기본적인 필수 요소라고 할 수 있다. 소금은 동물 체액의 삼투압 조절에 핵심이 되는 물질로 작용하며, 과다하게 축적된 칼륨을 오줌으로 배설시키는 역할도 있다. 또 과다하게 축적된 나트륨을 배출시키는 게 칼륨이다.

과거 소금 생산 및 채취 기술이 부족했을 때는 소금의 값이 비쌌다. 지금의 천일염 방식의 소금 생산은 구한말 이후 때부터이다. 그 전에는 직접 끓여서 생산한 자염이었고, 소금 1가마니 가격이 쌀 3가마니였다고 한다.

옛날엔 생존을 위해 반드시 먹어야 하는 소금을 구황염(救荒鹽)이라 불렀다. 조선 시대에는 흉년이 들었을 때 나라에서 구호물자를 베풀 때 굶주리던 백성들에게 가장 중요한 물자가 쌀이나 보리 같은 곡식이 아니라 소금이었다는 기록이 남아 있다.

기록에 따르면 고대에 소금 때문에 전쟁이 일어났고 소금 유통의 길을 장악한 도시나 국가가 부를 지배했다. 고대 이스라엘의 소돔과 고모성이라는 도시가 그랬고, 다윗과 솔로몬 제국이 그러했다. 근세 중국에서까지 염상(鹽商)은 국가에서 허가를 받아야 했고 그 힘이 대단했던 것이다. 역사 속의 모든 국가에서 소금 유통은 전매사업이었던 것이다.

초식동물은 염분이 적은 풀을 주식으로 먹기 때문에 늘 소금이 부족하다. 그래서 초식동물들은 본능적으로 짠맛이 있는 물체를 찾아 섭취하는데, 주로 소금기가 있는 돌이나 흙을 빨아서 미네랄을 보충한다고 한다. 소나 염소의 건초 사료에는 늘 미네랄이 부족하기 때문에 소금을 첨가한다.

어릴 적에 소(牛)죽을 끓일 때 소금을 넣고 끓였다. 겨울에 건초를 먹일 때는 소금을 자주 주었다. 그래야 봄에 일을 잘하고 여름에 일하다 쓰러지지 않는다고 어른들이 말씀하셨다. 손바닥에 소금을 얹어 염소에게 주면 맛있게 먹었다.

사슴 농장에는 소금 자루를 매달아 놓은 것을 볼 수 있다. 소를 키우는 농가의 경우 소금을 따로 공급하기도 한다. 동물원에서도 코끼리 등 초식동물에게는 소금을 당연히 별도로 먹게 한다. 초식동물들은 피로 염분을 보충할 수 없고, 주식인 풀의 칼류이 염분을 더욱 당기게 만들기 때문에 소금을 보면 본능적으로 먹으려는 경향이 있다고 한다.

아프리카의 코끼리 무덤이라고 알려진 동굴의 흙이 소금 성분이 많은 것으로 밝혀졌다. 집단으로 장거리를 이동하여 그 동굴에서 흙을 파먹는다고 한다. 그 과정에서 새끼나 힘없는 코끼리들이 좁은 공간에서 압사당한 것이다. 1년에 한 번은 암염이 있는 지역으로 가서 바위를 열심히 핥고 오는 동물도 많다고 한다.

그리스 철학자인 아리스토텔레스는 가축을 관찰하며 "양들은 미네랄 균형을 유지함으로써 더 나은 상태를 유지할 수 있다"고 언급했다. 소금이 함유된 물을 마시는 동물들은 더 일찍 짝짓기를 할 수 있다. 소금은 가축이 새끼를 낳기 전과 수유 기간 동안에 더 많이 필요하다.

고대 사람들은 소금을 많이 먹는 동물들의 젖 생산량이 더 많다는 것을 알고 있었고 동물들로 하여금 짝짓기를 활발하게 하고자 소금을 주었다고도 한다.

저염식은 성욕, 임신 가능성, 산자 수(litter size), 유아 체중 등을 감소시키고, 발기부전, 피로, 수면 장애 등을 증가시키며, 여성의 가임기를 늦어지게 한다는 연구 결과가 있다. 연구 결과에 따르면 선천성 부신 문제로 인해 염소모성(鹽消耗性) 신장을 가진 여성들은 낮은 임신률과 출산율을 가진 것으로 알려져 있다. 소금이야말로 생명현상의 주인인 것이다.

소금은 지구가 만든 종합미네랄제이다. 지구상의 모든 동물과 식물에게 필요한 미네랄을 모두 갖고 있다.

2004년 유니세프에서 세계영양보고서를 발표했는데 전 세계 인구의 1/3인 20억 명이 미네랄 결핍 상태로 고생하고 있다고 보고했다. 현대인의 70~80%는 미네랄 결핍 상태라고 한다.

무분별한 산업화로 인한 공해성의 산성비는, 토양의 광물질을 씻어 내 밖으로 흘려보낸다. 농작물 재배에 과거에는 음식물이나 짚, 풀, 인분, 약용식물 등과 바닷가 지역에선 개펄을 올려 객토(客土)를 했다.

어릴 적 부모님이 밭에 개펄을 올려 땅을 몇 번이고 뒤집는 걸 보았다. 자연물을 이용해 지력(地力)을 높임으로서 농작물이 해충과 곰팡이균에 피해를 보지 않도록 면역을 키웠던 것이다. 유기물과 미네랄을 공급한 것이다. 지금은 생산량을 늘리기 위해 엄청난 양의 농약과 화학비료를 사용하고 있다. 이것들이 토양을 산성질의 척박한 땅을 만들고, 미네랄이 부족하고 겉만 보기 좋은 영양실조에 걸린 농산물을 우리에게 제공하는 것이다. 뿌린 대로 거두고 준 대로 받는 것이다.

 이지원 세브란스병원 가정의학과 교수, 권유진 용인세브란스
병원 가정의학과 교수, 이혜선 강남세브란스병원 의학통계학과
교수 연구팀은 한국인 유전체 역학 자료를 이용해 한국인 성인
14만 3,050명을 대상으로 나트륨/칼륨 섭취와 사망률/심혈관계
질환에 따른 사망률 간 관련성을 조사하는 방식으로 연구를 진
행했다. 연구 결과는 국제학술지 프론티어스 인 뉴트리션에 실
렸다.
 대상자들의 식품 섭취 빈도를 조사한 결과 일일 평균 나트륨
섭취량은 2.5g(소금의 약 40%가 나트륨), 칼륨 섭취량은 2.2g였다
[나트륨 2.5g이면 칼륨은 5g이어야 한다]. 평균 추적 관찰 기간
10.1년 동안 5,436명이 사망했고 이 중 985명이 심혈관계 질환
으로 사망했다. 참고로 세계보건기구(WHO)도 일일 나트륨 1일
섭취 권장량을 2g으로 정했다.
 연구진은 사망자를 나트륨, 칼륨 섭취량을 기준으로 5분위로
분류해 두 영양소 섭취가 사망과 심혈관계 사망에 미치는 영향
을 살폈다. 그 결과 나트륨 섭취는 사망률과 심혈관계 질환 사망
률과 관련이 없었다. 칼륨 섭취가 많은 5분위 그룹은 칼륨 섭취
가 적은 1분위 그룹보다 사망률이 21% 낮았다. 심혈관계 질환

사망률은 32% 낮았다.

이지원 교수는 "이번 조사에서 한국인의 칼륨 섭취가 권장량의 절반 정도인 것으로 조사되었다"며 "칼륨을 충분히 먹으면 사망률과 심혈관계 질환 사망률을 낮추는 것으로 나타난 만큼 칼륨이 풍부한 과일, 채소, 전곡류의 섭취를 늘려야 한다"고 말했다.

모든 기존의 생각을 내려놓고 진지하게 검토해 볼 문제이다. 오히려 방법은 아주 쉬운 곳에 있다. 혹시 저염식을 하는 사람이라면 일주일만 소금 섭취를 늘려 보라. 모든 컨디션이 긍정적으로 바뀔 것이다.

칼륨(포타슘)은 나트륨보다도 힘이 세다(이온화 경향이 강하다). 칼륨이 충분히 체내에 있는 한 나트륨 과다혈증은 일어나지 않는다. 나트륨은 세포 밖에서, 칼륨은 세포 안에서 존재함으로써 세포 안팎의 수분량과 삼투압을 조절한다. 이를 통해 신경조직 기능을 정상적으로 유지하고 근육세포의 긴장과 수축에 작용한다. 즉 나트륨과 칼륨 어느 하나가 부족하면 신경 전달에 이상이 생기고 근육 경련이 발생할 수 있어 균형적인 섭취가 중요하다.

칼륨은 몸속에 쌓인 과도한 나트륨을 몸 밖으로 배출되게 한다. 나트륨의 농도는 나트륨 섭취량에 있지 않고 칼륨 섭취량에 의해 조절된다는 의미이다. 지구상의 모든 동물은 체액의 염분 농도에 따라 평균수명이 좌우된다고 한다. 일부러 싱겁게 먹는 것은 재앙이 될 수 있다.

15.

미네랄이란?

생명체의 기본 구성 원소

mine은 '광산, 채굴하다'라는 뜻을 갖고 있고 ~al 은 '관계있는', '~으로부터 온'이란 뜻이다. 그래서 미네랄은 '광산으로부터 온 것'이란 뜻에서 붙여진 이름이다.

암호화폐에서 코인의 채굴기를 확인하는 것을 mining이라고 한다. 미네랄(Mineral)은 mine(광산)+al(~와 관련한, ~으로부터 온)의 합성어로 '광물', 또는 '광산으로부터 온 것', '광산에서 얻은 것'이라는 뜻이다. '광물질', '무기질', '무기염류'도 같은 말이다.

미네랄은 생명체를 구성하는 원소 가운데 탄소, 수소, 산소, 질소 등 4가지를 제외한 나머지를 말한다. 즉 칼슘과 칼륨, 인, 마그네슘, 철 등의 무기염류를 이르는 것이다. 우리 몸은 지구에 존재하는 거의 모든 미네랄(원소)를 매개로 일어나는 거대한 화학 공장이다.

지금까지 우리 몸에서 발견된 미네랄(원소)는 60여 가지다. 하지만 발견하지 못했을 뿐 소금 속에 있는 미네랄은 모두 있는 것이다. 7대 영양소 가운데 유일하게 원소로 되어 있는 영양소다. 원소란 탄소, 수소처럼 더 이상 분해되지 않는 물질의 기본 구성 요소를 말한다.

식물의 광합성작용(탄소동화작용)에 의해 만들어진 물질을 유기물이라고 한다. 이들은 모두가 탄소결합체이다. 탄수화물, 지방, 단백질, 비타민, 식이섬유, 파이토케미컬, 즉 미네랄을 제외한 식물에 의해 합성된 모든 물질을 총칭해서 유기물이라고 한다. 유기물은 식물이 태양에너지와 공기 중의 탄소(C), 수소(H), 산소(O), 질소(N) 그리고 수소와 산소의 결합체인 물(H_2O)을 사용하여 흙 속에서 흡수된 미네랄의 도움을 받아서 재합성해서 만들어진 물질인 것이다. 이때 미네랄은 항상 단독 원소로 독자적으로 작용한다.

이처럼 미네랄은 생명체 내에서 각각 단독으로 기능을 발휘하기 때문에 그 빈자리는 어느 것도 대신할 수 없는 것이다. 즉 생명체에서 가장 중요한 것이 미네랄이라고 할 수 있는 것이다.

미네랄이 없이는 유기물, 유기체 ― 영양소, 효소, 백혈구 ― 는 자기 기능을 수행할 수 없다. 이 유기물이 다시 에너지를 잃고 부서질 때 이산화탄소, 물, 암모니아가스로 흩어지고 오직 흙에서 온 미네랄은 흙으로 다시 돌아가는 것이다.

생명을 움직이는 기본이 되는 것이 미네랄이고 83종이 소금, 특히 천일염 속에 존재한다. 미네랄은 식물이 합성하는 물질이 아니고 태초 창조 물질이기 때문에 순환할 뿐 결코 소멸되거나 변형되지 않는다. 그래서 '유기미네랄'이란 단어는 사전에도 없는 것이다. 가끔 이런 용어를 쓰는 사람들을 보게 되는데 난센스다. 굳이 쓴다면 킬레이트화 미네랄(저분자 유기체와 결합된 미네랄)이라고 해야 할 것이다.

저분자 유기체와 결합된 미네랄은 장벽 세포의 능동적 채널을 통해서 흡수된다. 반면 무기물인 미네랄 원소는 흡수가 어렵다. 유기물과 결합된 음식 속의 미네랄은 위산에 의해서 저분자 킬레이트화 미네랄이 되든지, 완전하게 분리되어 이온화가 되든지

해야 된다. (킬레이트화 칼슘도 대부분 생체이용률이 떨어진다.

생체 내에서 이용되려면 어차피 다시 분리되어 이온으로 되어야 하는 것이다. 미네랄은 오직 독자적인 이온 상태로 생체에 이용된다.) 위산에 의해서 이온화된 모든 미네랄은 이온 채널을 통해서 즉시 흡수되어 생체에 이용된다.

대부분의 미네랄 제품은 무기물 자체이거나 킬레이트화되어 있다. 그래서 흡수율이 극히 낮은 것이다. 소금은 83종의 원소의 이온이 나트륨을 중심으로 전기적(이온)으로 결합된 물질이다. 물에 들어가면 즉시 이온화된다.

자연은 소금을 주었고 모든 음식에 소금을 뿌려서 먹게 했다. 올바른 건강법은 자연으로부터 출발하는 것이어야 한다.

미네랄 결핍

세계영양보고서에 의하면 현대인의 70~80%는 미네랄 결핍 상태라고 한다. 미 의회의 맥거번 보고서에서는 미국 국민의 99%가 미네랄 결핍증에 빠져 있다고 했다. 한국보건복지부의 '2015 국민건강영양조사'에 의하면 한국인의 70% 이상이 칼슘을 비롯한 필수적인 여러 미네랄 결핍이라고 한다.

미네랄 결핍은 인간에 의해서 초래되었다. 공해 물질들은 산성비를 만들어 내고, 산성비는 토양의 광물질을 씻어 내 밖으로 흘려보낸다. 과거에는 음식물이나 짚, 인분 등을 거름으로 썼다. 바닷가 지역에서는 개펄을 농토에 뿌려서 객토(客土)를 하여 땅을 비옥하게 만들었다. 특히 객토는 땅에 부족해진 미네랄을 소금 성분인 개펄을 농토에 섞어 줌으로써 보충했다. 또 약용식물 등의 자연물을 이용해 벌레와 곰팡이균을 없앴다.

지금은 농산물의 생산량을 늘리기 위해 엄청난 양의 화학비료와 농약을 사용하고 있다. 이것들이 토양을 척박하게 만들고, 토양을 영양실조에 걸리게 한다. 토양 속의 미네랄을 씻어 내고 미생물을 죽여 토양의 유기화를 막아 미네랄이 부족한 척박한 토양으로 만드는 것이다

미네랄의 가장 중요한 기능은 약 2000~수만 종으로까지 주장되는 효소의 반응과 보조 효소로서의 역할이다. 효소란 생체 내의 수많은 생화학반응을 촉진시키는 촉매작용을 한다.

인체의 약 95%는 산소(O), 탄소(C), 수소(H), 질소(N)로 만들어진 유기체이다. 이들 4 원소를 주요 원소라 하는데, 이것들은

미네랄이 아니다. 탄수화물, 지방, 단백질, 비타민, 식이섬유, 파이토케미컬의 6대 영양소는 이들의 결합 형태에 따라 합성된 유기물이다. 이때 미네랄들의 도움을 받아야 합성이 이루어진다. 즉 미네랄이 없으면 우리 몸에서는 아무 일도 일어날 수 없는 것이다.

6대 영양소에 미네랄을 더하여 7대 영양소라고 부른다. 미네랄로서 칼슘(Ca), 인(P), 마그네슘(Mg), 나트륨(Na), 칼륨(K), 유황(S), 염소(Cl) 등이 주요 원소이고, 철(Fe), 구리(Cu), 요소(I), 망간(Mn), 셀레늄(Se), 아연(Zn), 크롬(Cr), 몰리브덴(Mo), 코발트(Co), 불소(F), 규소(Si) 등이 미량원소이다.

미네랄이 부족해지거나 많아지면 우리 몸엔 심각한 이상이 발생한다. 기능이 밝혀지지 않은 미네랄이 많이 있다. 기능이 밝혀진 미네랄은 고작 20여 종이고, 그중 17종을 필수미네랄이라고도 부른다.

원소주기율표에 보면 C(탄소), H(수소), O(산소), N(질소) 네 가지를 뺀 모든 원소를 미네랄로 보면 된다. 미네랄은 우리 몸을 만들고 효소를 움직이는 에너지 전달 작용을 한다. 인체에서 발견된 미네랄의 종류는 수십 가지이고, 이들이 서로 상승 작용과 길항 작용을 하면서 몸의 생리작용을 조절한다. 모든 생명현상을 관리/통제하는 교감신경과 부교감신경 자극, 아드레날린 (adrenaline)과 아세틸콜린(acetylcholine) 등의 호르몬과 신경전달 물질 분비에 직접 관여한다. 생명현상 그 자체이고 면역이다.

아울러 비타민 A, C, E 등과 함께 강력한 항산화 물질로서 우리 몸을 보호해 주고 있다. 비타민이 부족하면 미네랄이 비타민의 역할을 어느 정도 대체할 수 있으나 미네랄이 부족할 때는 비타민이 미네랄의 역할을 다할 수가 없다. 따라서 비타민보다 더 중요한 영양소가 미네랄이라고 할 수 있다. 미네랄 자체는 에너지원이 되지 않는다. 반면에 탄수화물, 단백질, 지방이 우리 몸의 에너지원이 될 수 있도록 활성화해 주고, 주요 영양소들이 체내에서 화학작용을 통해 잘 흡수되고 몸을 구성하도록 돕는 역할을 한다.

인체의 96%를 차지하는 4가지 영양소인 탄수화물, 지방, 단백질, 비타민은 여러 원소가 결합된 유기체 영양소로서 눈에 보인다. 반면 미네랄은 무기 영양소이자 단일 원소로서 눈에 보이지 않는 미세 영양소다. 눈에 보이지 않는 것이 보이는 것을 움직이게 한다. 눈에 보이지 않는 미네랄 4%가 눈에 보이는 96% 영양소를 통해 인체의 생명현상을 주관하는 것이다. 마치 우리의 생명활동에 있어서 우리가 느끼고 있는 의식이 4%를 지배하고 느끼지 못하는 무의식이 96%를 지배하듯이.

위장이 약한 사람은 미네랄 흡수에 어려움이 있다. 미네랄은 위산에 의해 이온화가 되어야 이온 채널을 통해 흡수가 되고, 미처 이온화되지 못한 것도 위에서 저분자 킬레이트 상태가 되어야 흡수되기 때문이다. 또 몸이 냉(冷)하여 내부 염증이 많은 사람은 미네랄 소모가 많다. 세포 재생에 많은 효소가 소모되고, 효소는 반드시 미네랄을 필요로 하기 때문이다. 신장의 만성염증은 미네랄 재흡수를 어렵게 하여 미네랄 결핍을 초래할 수밖에 없는 것이다.

특히 단순당 섭취 과다와 당뇨나 식후 혈당이 불안정한 사람은 인슐린 증가와 함께 많은 미네랄을 소변으로 배출하게 된다. 인슐린 저항성은 미네랄을 세포로 밀어 넣어 작용하게 할 수 없으며 소변으로 미네랄이 빠져나가게 한다. 스트레스, 과로, 수면 부족은 예상보다 훨씬 많은 미네랄을 소모시킨다. 인스턴트식품 과다 섭취와 육류 섭취 과다 또한 심각한 미네랄 소모를 야기한다.

세인트루크 미드 아메리카 심장 연구소의 제임스 디니콜안토니오 약학 박사와 『대사 자가 포식 작용(Metabolic Autophagy)』의 저자인 심 랜드는 저서 『미네랄의 진실(Mineral Fix)』에서 미네랄의 생리 기능과 미네랄의 필요성에 대해 다음과 같이 설명하고 있다.

'미네랄의 주요 역할은 효소의 보조 인자로 작용하는 것이지만 이는 최소한의 기능일 뿐이다. 미네랄은 항산화 효소를 구성하기 때문에 말 그대로 산화 스트레스에 대한 보호막이다. 이들은 우리가 ATP를 생산하고 활성화하는 데 도움이 되며, DNA, 단백질을 생산하는 데 도움이 되므로 말 그대로 신체의 모든 기능은 어떤 식으로든 미네랄에 의존하게 된다. 인체 에너지 저장물질인 ATP는 심장을 포함하여 신체 전체의 세포 기능에 필수적이며, 이들이 제대로 기능하기 위해 충분한 ATP가 있어야 한다.'

진정으로 새겨들어야 할 내용이다.

각각의 미네랄에 대한 일일 권장량뿐만 아니라 비타민에 대한 권장량도 건강을 보호하기에 부적절하며, 항산화 역할을 하는 데에 필요한 수준에 모자란다고 라이너스 폴링연구센터에서는 말한다. 일일 권장량은 중요 결핍증이 일어나지 않는 수준인 것이다. 의약품의 권장량과는 전혀 다른 의미이다. 비유하자면 최저 생계비의 개념인 것이다. 최저 생계비로 살고 싶은가? 비타민 C에 의존하는 효소의 경우 효소가 최적화되도록 하려면 괴혈병

예방에 필요한 비타민 C 60~80mg보다 훨씬 많은 120~150mg의 비타민 C 섭취를 권한다.

　노벨상 2회 수상자이자 세계를 변화시킨 20인의 과학자 중 한 명으로서 '비타민 C의 아버지'라고 불리는 '라이너스 플링 박사(Dr. Linus Pauling)'는 "모든 질병의 원인은 미네랄 부족이다. 미네랄이 없다면 비타민과 효소가 작용을 못하고 생명을 파멸에 이를 수밖에 없다"면서 이렇게 말했다.

　"모든 질병은 미네랄 결핍에서 비롯되는 것이다. 몸속 한두 가지의 미량 미네랄의 부족으로도 사람은 불치병에 걸릴 수 있다."

　현재 그의 주장을 따라 하루 10,000mg을 매일 섭취하는 사람도 수없이 많고, '분자교정학회'에서는, 심지어 암환자에게 1일 18,000mg~36,000mg까지도 경구 정맥 투여를 권하고 있다. 현재 일부 의료 현장에서 시행되고 있다.

　디니콜안토니오 박사에 따르면 결핍 예방과 최적 섭취 사이에는 최대 1,000배의 차이가 있을 수 있다. 마그네슘의 경우 결핍을 예방하기 위해서는 하루에 약 150~180mg만 필요하지만 최적 수준은 600mg/일 수준에 더 가깝다고 말한다.

　다시 한 번 맥거번 보고서를 보도록 하자. 맥거번 보고서는 2

년 동안에 걸쳐 미국국립보건복지성, 농무성, 국립암연구소, 심폐혈관연구소, 국립영양연구소와 영국왕립의학조사연구회의, 북유럽3개국조사회의 등 총 270여 명이 참석하여 미국인의 영양 상태와 질병을 조사/연구하여 식생활 개선의 필요성을 미 의회에 보고한 내용이다.

미국의 맥거번 보고서 실제 의회기록-264호에는 다음과 같이 쓰여져 있다.

'미국 국민의 99%가 미네랄 결핍증에 빠져 있다. 미네랄은 밸런스만 깨져도, 또는 겨우 몇 가지의 미네랄이 결핍하면, 신체가 요구하는 양이 현미경적으로 극히 미량에 지나지 않지만, 사람에게는 질병이 되고, 고통이 되고, 생명을 단축시키는 것이다. 단백질이나, 탄수화물, 지질, 비타민보다도 인체의 건강은 보다 직접적으로 미네랄에 의해서 좌우(左右)되는 것이다.'

미네랄은 모두 함량은 극히 적다. 하지만 비타민은 체내에서 합성할 수 있어도, 미네랄은 물질의 최소 단위인 원소이기 때문에 합성할 수가 없다. 미네랄을 대신할 수 있는 영양소는 없다. 다른 영양소들은 상황에 따라 상호 변형/호환된다. 반면 비타민 C는 미네랄이 없으면 먹어도 신체로는 전혀 흡수되지 않는다. 하지만 비타민이 없어도 미네랄은 어느 정도까지는 비타민의 역할을 대행(代行)하고 있다. 반대로 미네랄이 없으면, 비타민은 정상적인 기능을 할 수가 없는 것이다. 따라서 음식으로 섭취할 수밖에 없다.

비타민 B군과 엽산은 장 내(腸內) 미생물에 의해서 합성되지만, 미네랄은 사람뿐만 아니라 동물도 식물도 자기 자신의 체내에서는 만들어 낼 수 없다. 태초의 창조 물질인 것이다.

비타민의 중요성은 누구나 다 알고 있다. 그러나 미네랄의 중요성은 잘 알려지지 않고 있다. 제약회사와 식품회사의 상업성 때문일 것이다. 미네랄을 깊이 연구하다 보면 소금이야말로 천연 종합미네랄제이고 간단히 추출할 수 있기 때문에 부가가치를 창출할 수 없는 이유일 것이다.

미네랄은 생명의 기둥이다.

16.

건강의 첫 단추 '칼슘'

칼슘 부족과 관련한 질환

원소기호 Ca인 칼슘은 1808년 영국의 화학자 데뷔가 석회에서 분리해 냈다. 칼슘이란 명칭은 라틴어로 석회를 'cal'이라고 하는 데서 유래되었다. 칼슘(calcium, Ca)은 인체 내에 함유된 무기질 중 가장 많은 양(약 83%)을 차지하고 있다. 성인의 경우 체중의 1.5~2.0% 정도인 900~1200g을 차지한다. 칼슘(Ca)은 99%가 뼈와 치아에 주로 인산 칼슘염의 형태로 저장되어 있다. 그리고 혈액 중에 있는 약 1% 칼슘은 혈액응고, 근육수축과 신경전달 등 수많은 생리학적 기능을 인체를 구성하는 약 100조 개의 세포와 혈액 안에서 많은 일을 하고 있다.

칼슘은 특히 세포와 세포, 신경에서 신호 전달과 직접 관련하는 미네랄로서 일명 신경미네랄이라고도 불린다. 무엇보다도 혈액의 산도를 PH 7.35~7.45로 실시간으로 유지시켜 생명활동의 지킴이가 되는 중요한 물질이다. 만일 산도가 이 범위 이하 또는 그 이상이 될 때 산성혈증 내지는 알칼리혈증으로 과다호흡, 부정맥 등이 나타나고, 심한 경우 쇼크사도 일어날 수 있다.

혈중 칼슘 중 약 50%는 이온 칼슘 형태로, 약 45%는 단백질과 결합한 형태로, 그 나머지는 무기염 칼슘 형태로 존재한다. 이 중에서 단백질 칼슘과 무기염 칼슘이 넘치면 소변으로 배출되는데, 배출이 되지 않을 때에는 콜레스테롤과 결합하여 조직의 석회화 및 결석을 만들게 한다. 우리가 먹는 음식 속에는 단백질 칼슘 형태로 존재하는데 이것은 위산에 의해 충분히 작용을 받아야 이온 칼슘 형태로 분리된다. 이러한 이온 칼슘만이 갑상선 및 각종 호르몬에 반응하여 우리 몸의 균형을 잡아 주게 되는 것이다.

신생아의 48%가 칼슘 결핍 상태라고 한다. 칼슘 결핍은 ADHD, 간질, 자폐증 등 정신질환을 유발시킨다고 한다. 칼슘과 비타민 D, 마그네슘(Mg)이 있다고 해도 뼈에 흡수되지는 않는다. 오직 이온화된 칼슘만이 뼈에 흡수될 수 있다. 체온을 유지시키는 것도 칼슘 없이는 불가능하다. 추워서 오싹함을 느낄 때 뼈에서 칼슘이 빠져나온다.

혈중 이온 칼슘이 충분할 때 혈중 PH 7.35~7.45를 유지할 수 있다. 이 전제 조건 아래 헤모글로빈이 최대 활성화되어 산소를 충분히 운반할 수 있다. 혈중 이온 칼슘 농도가 표준치의 1% 정도만 증가해도 바이러스의 단백질 구조를 파괴하여 불활성화시킬 수 있다. 재생 칼슘 증가 시 인(燐)이 증가하고 칼슘 아파타이트(인회석)가 증가하여 조직의 석회화가 진행된다. 칼슘 아파타이트는 뼈의 65%를 차지하고 있으며 파골세포의 활동으로 인체 내에서 뼈로부터 골 흡수가 일어날 때 혈액 속으로 나오게 되는 물질인데, 인과 결합된 칼슘이다. 칼슘은 체내 흡수가 중요한 게 아니고 체내 이온화율이 중요하다. 칼슘의 진정한 흡수는 이온화율을 말하는 것이다. 이것은 칼슘 보충제의 품질과 식생활 속에서 위장의 위산분비 능력 즉 위 기능의 문제와 관련한다.

골밀도가 낮은 사람은 위 기능에 문제가 있는 사람이다. 칼슘은 위에서 녹아 대부분 십이지장에서 소화/흡수된다. 소화/흡수될 때 비타민 D와 펩타이드(peptide)라는 물질이 필요하다. 이들이 협력해서 우리 혈액으로 들어가면 단백질(protein) 칼슘이 된다.

　체내 칼슘 이용률은 체내 요구도가 큰 성장기, 임신기, 수유기에 증가하며, 또한 지속적으로 칼슘 섭취가 낮은 경우에도 증가한다. 체내에 분포된 칼슘은 자기의 역할을 다하기 위해 끊임없이 움직이지만, 분명한 시스템에 의해서 움직이고 있다. 이러한 칼슘의 농도를 적절하게 조절하는 물질이 호르몬이다. 칼슘의 체내 분포량을 균형 있게 조절하는 데 필요한 호르몬은 비타민 D, 부갑상선 호르몬(PTH), 갑상선 호르몬인 칼시토닌(Calcitonin)이다. 간접적으로 성호르몬(남성 호르몬, 여성 호르몬), 부신피질 호르몬, 성장 호르몬도 관여하고 있다.

　청소년기 성장 호르몬은 칼슘의 흡수와 깊은 관계가 있다. 여성의 경우 여성호르몬이 급격히 감소하면 부갑상선 호르몬이 분비되면서 칼슘을 뼈에서 혈액 안으로 이동시키는 일이 일어나 골다공증의 큰 원인이 된다. 또한 갑상선 질환은 칼슘 부족으로 인한 갑상선의 과로가 중요한 원인이기도 하다.
　혈중 칼슘 농도와 마그네슘 농도가 정상보다 감소하면 부갑상선 호르몬이 분비되면서 뼛속에 있는 칼슘을 혈액 속으로 이동시키는 일이 발생한다. 혈중 칼슘 농도와 마그네슘 농도와 활성비타민 D가 증가하면 부갑상선 호르몬의 분비도 감소하게 된다.

우리 몸의 틀과 생리학적 기능은 기본적으로 칼슘에 의해서 유지되고 성장한다. 하지만 우리는 모태에서부터 부족하게 태어나게 되고 무덤에 들어갈 때까지 그러한 게 칼슘이다.

1991년 노벨의학상 후보에 올랐던 미국 병리학자이자 의사인 '조엘 월렉' 박사(Dr Joel Wallach)는 자신의 저서 『죽은 의사는 거짓말을 하지 않는다(Dead Doctor Don't Lie)』에서 '모든 사람과 동물의 자연사 원인은 영양(미네랄) 결핍으로 인한 영양불균형 때문이다'라고 밝혔다. 특히 미네랄 중에서도, 칼슘 부족과 관련하여 나타날 수 있는 질병의 가짓수를 147종까지 밝혔다. 아직 연구가 진행되지 못해 미처 밝혀내지 못한 것을 감안한다면 칼슘은 모든 생명현상에 관여한다는 의미인 것이다. 그는 질병에 걸린 동물들의 질병을 치료하고 퇴치했는데 칼슘을 비롯한 균형 잡힌 미네랄의 충분한 공급으로 사람을 포함한 동물들의 건강을 지킬 수 있다는 것을 입증했던 것이다.

뼈 안에 있는 칼슘과 혈액과 세포 외액, 세포 내액, 근육과 기타 조직에 존재하는 칼슘은 그 역할이 다르며 다른 미네랄과 균형을 이루면서 상호 협력하고 있다. 혈액이 24시간 동안 끊임없이 순환하는 것과 마찬가지로 칼슘도 24시간 뼈와 혈액과 세포 사이를 이동하며 필요한 기능을 하고 있다. 한국인이 부족한 대표 영양소가 칼슘이다. 특히 18세 미만 청소년과 65세 이상 노년층에 칼슘 결핍이 심각하다. 최근에는 섭식이나 스트레스 등으로 전 연령층에 칼슘 부족 현상이 심각해지고 있다. 예전에는 어떠했을까? 그때는 절대적인 반기아(饑餓)와 과도한 노동으로 인해 더욱 심각했다.

칼슘 부족과 관련한 질병을 몇 가지 알아보자.

골다공증, 관절염, 척추 변형, 허리디스크, 자폐, 간질(뇌전증), 우울증, 치매, 불면증, ADHD, 주의력 산만, 뇌동맥류, 뇌경색, 동맥경화, 심부전증, 부정맥에서부터 암, 당뇨, 고혈압, 손발톱 박리증, 불임, 유산, 조산은 물론 각종 염증성 질환, 조직의 석회화, 풍치, 통풍, 각종 자가면역질환, 호르몬 장애, 스트레스성 질환… 이루 헤아릴 수 없는 생명현상의 부정적인 증상의 그 뿌리가 되는 것이 칼슘 부족이라고 여러 연구에서 발표되고 있다.

1931년 노벨의학상을 받은 독일의 생화학자 '오토 바르부르크'는 칼슘 부족으로 인해 산소 공급이 줄면 무산소증이 되어 암, 당뇨, 고혈압, 치매, 심장질환 등 각종 질환이 발생한다고 발표했다. 암세포의 산소 대사량은 정상세포의 100분의 1 정도다. [혈액의 산도(PH)가 7.0 이하로 내려가면 산소 공급량이 100분의 1로 줄어든다.]

칼슘과 p53 단백질(칼슘과 암)

p53 단백질은 DNA 손상을 받은 세포 주기를 통제하여 암세포의 증식과 사멸(아포토시스)을 조절하고 성장을 막는 암 억제인자로 널리 알려져 있다. 그러나 혈액 내 체내 칼슘 수치가 균형을 유지하지 못하면 미토콘드리아는 기능 장애와 칼슘 흥분 독성으로 인하여 파괴가 일어난다.

미토콘드리아의 기능 장애는 p53 단백질 변이로 이어지고, 이 또한 암의 증식과 연결된다. 더 나아가 미토콘드리아의 파괴는 체온도 내려가게 하며, 미토콘드리아 내의 체온 생산 시스템인 크렙스 회로에서 칼슘이온은 필수다. 따라서 칼슘 항상성을 통해 미토콘드리아의 기능을 회복시키는 것이 매우 중요하다 (Hughes, Adam & Gottschling, 2012).

칼슘과 오스테오칼신(Osteocalcin)

칼슘이 인체 내에서 하는 기능 중의 하나가 오스테오칼신의 분비를 촉진시킨다는 것이다. 이 물질은 사람의 뼈와 치아의 상아질에 존재하는 호르몬이다. 뼈를 구성하는 골 조직의 기본 세포에서 만들어지는 단백질로, 나이를 먹으면서 점차 줄어든다.

이 호르몬의 첫 번째 역할은 뼈의 강도를 높이는 것인데 성장기 동안, 그중에서도 특별히 생후 첫해와 사춘기 동안 그 양이 매우 증가한다고 한다. 숨겨진 또 다른 세 가지 능력은 근력 강화 및 혈당 조절 기능, 인지기능 강화와 남성호르몬 증가 기능이다.

미국 컬럼비아 대학의 제라드 카센티 교수는 골밀도가 낮아져 뼈 안의 오스테오칼신의 분비가 부족하면 기억력 감퇴로 이어진다고 발표했다.(Kersenty, 2017) 오스테오칼신은 지방조직에서 지방의 크기를 줄이고, 인슐린 민감성을 향상시키며 염증을 감소시키는 효과를 가진 아디포넥틴(Adiponectin) 단백질 호르몬을 증가시킨다고 알려졌다. 췌장에 작용하여 혈당이 증가할 때 인슐린 분비를 증가시킨다는 사실도 오래전에 밝혀진 내용이다.

오스테오칼신은 또 근육을 강화하여 골격근을 튼튼하게 하는데 영향을 주어 근육량을 유지하는 데 도움을 준다. 근육에 신호

전달을 원활하게 해 주기 때문에 이온 칼슘의 적절한 공급은 노년의 운동신경의 둔화를 막아 주어 낙상과 뼈 골절의 위험을 줄일 수 있도록 해 준다. 그리고 이러한 근육의 강화는 당분을 근육에 저장할 수 있는 기회를 늘려 줌으로써 혈당 관리에도 도움이 된다.

뼈세포에서 만들어지는 호르몬 오스테오칼신이 뇌의 기억 중추에도 작용해 노화에 의한 기억력 저하를 개선한다는 연구 결과도 나왔다. '사이언스 데일리'에 따르면 제라드 카센티 미국 컬럼비아 대학 메디컬센터 교수(유전학)가 쥐 실험으로 이 같은 사실을 밝혀냈다. 카센티 교수 연구팀은 기억력이 떨어진 늙은 쥐에 오스테오칼신을 2개월 동안 투여한 결과 젊은 쥐와 맞먹는 기억력을 회복했다고 밝혔다.

더불어 이 호르몬은 뇌기능을 향상시킬 수도 있다. 생쥐를 실험한 결과를 보면 뇌에서 모노아민 신경전달물질인 도파민, 노르아드레날린, 세로토닌의 생산을 증가시켰는데, 이들 신경전달물질들은 동기부여, 학습 및 기억에 중요한 역할을 하는 것으로 알려져 있다.

인체 시험에서 낮은 수준의 오스테오칼신은 뇌의 시상하부, 시상, 피막 및 피하백질과 같은 미시구조의 부정적인 변화와도 관련이 있는 것으로 밝혀졌다. 또한 남성의 생식기능과 관련이 있어서 남성의 고환에서 남성호르몬인 테스토스테론 (Testosterone)의 생산을 증가시키며, 특히 사춘기 소년에게서 많이 증가되는 것이 확인되었다.

결론적으로 뼈는 단순히 골격을 유지하는 것만이 아니라 심장근육, 골격근육, 내장근육 등의 수축에 필수적인 역할과 호르몬의 분비를 통하여, 뇌 기능은 물론 인체 내의 전반적인 생리현상을 관장한다는 사실이다.

또한 분명한 사실은 오스테오칼신이라는 호르몬이 제대로 역할을 하기 위해서는 충분한 이온 칼슘의 공급이 있어야 한다는 것이다. 이때 조골세포가 정상 작동되어 오스테오칼신이 충분히 분비됨으로써 인체 내에서 일어나는 모든 생명현상에 조정자로서의 역할을 하는 셀 시그널링(Cell signaling)에 매우 중요한 기능을 하게 된다는 것이다.

칼슘과 유전자 복제

칼슘의 별명은 신호미네랄이다. 유전자 복제는 세포 간 그리고 물질 간의 신호에 이해 일어난다. 세포분열이 일어날 때 세포 핵의 유전자도 복제가 일어나지만, 미토콘드리아의 유전자도 복제가 일어난다. 특히 미토콘드리아는 수시로 자기 복제와 사멸을 통해 세포의 활동력에 따른 에너지 필요량에 따라 그 수가 변한다. 만일 이러한 순간에 칼슘이 부족하면 유전자 복제의 오류를 가져오게 되어 변이 세포를 복제해 내게 된다. 아울러 면역세포의 정보 민감성이 떨어져서 변이세포의 포식(捕食)을 못하게 된다. 이 숫자가 많아진다면 암으로 발전할 수 있는 것이다.

칼슘과 당뇨

칼슘은 인슐린과 세포 간의 신호 매체이다. 칼슘 부족은 인슐린 저항성을 일으키고 세포의 당 대사율을 떨어뜨린다. 칼슘이 부족하면 인슐린은 세포에 당을 전달할 수가 없게 된다. 그리고 췌장의 베타세포에서의 인슐린 생산에 있어 칼슘은 꼭 필요한 물질이기도 하다.

미국 컬럼비아 대학의 카센티 박사는 그의 연구에서, 조골세포에서 형성되는 단백질인 오스테오칼신 (Osteocalcin)이 인슐린의 분비를 유도해 혈당 조절 역할을 한다고 했다.

한편 미국 터프츠-뉴잉글랜드 메디컬센터의 아나스타시오스 피타스(Anastassios Pittas) 박사는 당뇨병 전문지《당뇨병 치료(Diabetes Care)》2006년도 4월 호에서 '칼슘과 비타민 D를 많이 섭취하면 당뇨병 위험을 30% 이상 감소시킬 수 있다'고 밝혔다. 피타스 박사는 미국 간호사 건강조사(NHS)에 참여하는 여성 8만 3,779명을 대상으로 2~4년에 한 번씩 식사 습관과 영양 보충제 복용 여부를 설문 조사하면서 20년간 지켜보았는데, 조사 결과 하루 칼슘 1,200mg 이상과 비타민 D 800IU(국제단위) 이상 섭취하는 여성은 당뇨병 발병률이 33% 낮게 나타났다고 말했다.

칼슘과 치매

남자든 여자든 나이가 들면서 기억력이 떨어져 간다. 특히 여성은 폐경기 이후 기억력의 감퇴가 찾아온다.

이러한 증상이 나이가 들면서 일어나는 자연현상을 지나 단순한 기억력 감퇴가 아닌 치매, 알츠하이머병이라면 이야기가 달라진다. 언급했듯이 칼슘이 부족하여 셀-시그널링이 무너지거나, 비정형 단백질인 베타아밀로이드의 생성이 증가한다면 알츠하이머병이 발생한다. 역(逆)으로 혈액 속에 충분한 이온 칼슘이 존재하면 알츠하이머를 유발하는 베타아밀로이드 단백질(무결정 단백질)을 제거하여 증상을 개선시킬 수 있다.

오스테오칼신과 기억력과 인지능력 감소 관계는 뼈 건강과 밀접한 관계가 있다. 이와 관련한 연구들을 어렵지 않게 찾아볼 수 있다. 앞서 말했듯이 미국 컬럼비아 대학의 제라드 카센터 교수는 칼슘이 부족하여 뼈 안에서 오스테오칼신 분비가 부족하면 기억력 감퇴로 이어진다는 연구를 발표했다. 이는 골밀도가 낮아지면서 오스테오칼신이 줄어들어 나타나는 현상이라는 것이다.

칼슘과 동맥경화

우리 몸의 경화, 석회화는 해당 조직의 만성염증에 의한다. 염증이 있는 곳에는 칼슘과 콜레스테롤이 파고들게 된다. 조직의 석회화, 섬유화, 경화증은 모두 비정상적인 칼슘침착에 의해 일어난다.

동맥혈관은 여러 가지 요인에 의해 지속적으로 손상을 입어 염증을 갖게 된다. 무분별한 식생활과 정제 식품, 인스턴트식품의 과다 섭취 그리고 스트레스에 의한 혈액의 산성화는 뼈에서 칼슘이 빠져나오게 한다(골 흡수). 이때 뼈에서 나온 칼슘의 40%는 사용할 수 있는 이온 칼슘이고, 나머지가 이용되지 않는 단백질 칼슘(인회석)이다. 이러한 현상이 장기간 계속될 때 골다공증이 진행되면서 단백질 칼슘이 과도하게 증가하게 된다. 결론적으로 우리 몸에서 칼슘이 40이 부족하면 100이 빠져나오게 된다는 것이다. 그리고 사용되지 않는 60의 단백질 칼슘이 혈관을 떠다니게 되는 것이다.

이것들은 오줌과 담즙을 통해서 빠져나가게 되는데 그 과정에서 신장결석, 방광결석, 요로결석, 담낭결석(담석증)이 생기게 된다. 만일 조직에 쌓이면 어깨석회화, 유방석회화 또는 유방섬유화 등 다양한 결석증, 석회화, 섬유화가 진행되는 것이다.

단백질 칼슘이 과도해질 때 혈관 벽에 상처를 주어 염증이 생기면 그곳으로 단백질 칼슘이 들어가게 된다. 동맥경화의 시작인 것이다. 그렇기 때문에 사람은 엄밀히 말하면 태어난 순간부터 동맥경화가 진행된다고 보면 된다.

동맥경화는 단백질 칼슘과 콜레스테롤이 동맥 내벽 속으로 파고들어 딱딱하게 굳어 가면서 혈관이 점점 좁아져 가는 현상이다. 따라서 혈액 내의 이온 칼슘 부족을 일으키는 생활습관과 단백질 칼슘 과다 섭취는 동맥경화의 중요한 원인이 되는 것이다. 단백질 칼슘의 함유량이 높은 대표적 동물성 식품이 우유임을 기억해야 할 것이다.

칼슘이라는 미네랄의 중요성을 다시 한 번 생각해 보자. 칼슘 없이는 심장이 단 1회도 박동을 할 수가 없다. 칼슘이 없다면 우리의 뇌는 아무런 생각도 할 수가 없다. 그래서 창조주는 칼슘을 뼈에 듬뿍 저장해 두게 한 것이다.

칼슘은 생명의 Gate다.

17.

우유에 대한 심각한 오해

지구상의 어떤 포유류도 어미젖을 뗀 이후로는 다시는 어미젖을 먹을 수 없게 되어 있다. 인간도 마찬가지다.

이것이 자연의 선택인 것이다. 모든 해답은 자연에 있다. 시간이 지나면 항상 밝혀졌다. 이유가 있는 것이다.

자연은 그 안의 모든 생명체에게 최적의 시스템을 제공하고 있다. 자연은 혼란이 아니고 질서다.

시간 속에서 밝혀진 우유에 대한 진실을 아주 조금만 이야기해 보자.

우유만큼 첨예하게 논란이 많은 식품도 없을 것이다. (한쪽은

주로 영양과 성장을 말하면서 상대에게 증거 부족이라 몰아붙이고, 다른 한 쪽에선 현실에 나타난 부정적 누적 결과와 이론적 논리를 갖고서 대응하고 있다.)

우유 속에 있는 칼슘은 단백질 형태로 존재하며 많은 위산을 필요로 하고, 더구나 우유가 위에 머무는 시간이 짧기 때문에 위산 처리를 받지 못한다. 그래서 흡수가 안 된다. 뿐만 아니라 우유는 인(燐)을 많이 포함하고 있어 혈액을 산성화시켜 오히려 재생 칼슘 발생을 높인다. 그래서 우유를 먹게 되면 오히려 골밀도가 낮아지며 과도한 단백질 칼슘은 조직 내 석회화를 부추길 수 있다.

칼슘이 부족해서 뼈에서 빠져나온 칼슘은 40%만이 이온 칼슘이고, 나머지는 단백질 칼슘이라고 하는 인회석(아파타이트)과 무기염 칼슘이다. 이들이 혈중에 과도하게 존재하면 혈관 벽이나 조직 속에 파고들고 염증이 있는 곳에 쌓이게 된다. 이것이 동맥경화이고 석회화를 만든다.

우유 속에 들어 있는 것은 단백질 칼슘이다. 스웨덴 웁살라 대학의 칼 마이클슨 교수팀은 지난 20년간 여성 6만 1,000명과 11년간 남성 4만 5,000명을 추적/조사한 결과, 우유를 하루에 3잔(680㎖) 이상 마시는 사람은 심장병 등으로 사망할 위험이 그보다 적게 마시는 사람에 비해 2배 높은 것으로 조사되었다고 밝혔다. 뿐만 아니라 연구팀은 우유를 많이 마시는 여성들의 골절률도 높은 것으로 나타났다고도 전했다.

제5회 환경영화제(2008년 5월22일~28일)에서 상영된 쉬라 레인 작 〈우유에 관한 불편한 진실〉의 내용을 보자. 그는 이 영화에서 말하기를, 우선 가장 잘못된 지식은 우리가 우유를 완전식품으로 알고 있다는 점이다. 특히 우유는 성장기 어린이들의 영양 공급원으로 중요한 자리를 차지해 왔다. 우유가 '완전식품'이라고 하는데, 미국의 우유나 유제품에 대해 발표된 연구 논문 중 대부분이 부정적 측면에 대해 쓰여졌으며, 긍정적 측면에서 우유의 완전성에 대해 말하고 있는 연구 논문은 단 3개에 불과하다고 말하고 있다. 심지어 그 3개의 논문도 미국 낙농업계에 속한 한 학자가 발표한 동일인의 논문이다. 우유가 최고의 자연식품이라는 말은 과학적 연구 성과의 결실이라기보다 미국의 '전국낙농위원회'가 제공한 자료와 막대한 광고 때문이라고 폭로한다.

『먹는 습관을 바꾸면 인생이 바뀐다』의 저자 신디 오미라는 미국의 학교에서 가르치는 '식품 피라미드'는 의사나 영양학자나 보건 전문가들이 만든 것이 아니라 미국 정육 도매업자들이 정육 판매를 증가시켜 이윤을 늘리기 위해 만든 '마케팅 도구'라고 말한다. '식품 피라미드' 배포 배후에는 미국 낙농업계가 있었다는 것이다.

현재 대한민국의 우유 광고도 마찬가지다. 이러한 영양학은 우리나라에도 그대로 수입되어 지금까지 상식화되어 있을 정도다.

존스 홉킨스 의과대학 교수를 역임했던 프랭크 오스키 박사는 『오래 살고 싶으면 우유 절대로 마시지 마라』라는 책을 통해 '상업적인 이득만 추구하는 낙농업계의 사기극'에 대해서 이야기한다.

1974년 4월, 미국 연방거래위원회는 캘리포니아 우유 생산 자문위원회와 이들의 광고대행사를 상대로 소송을 제기했다. 이 소송에서 연방거래위원회는 '우유는 모든 사람에게 필요하다'라는 표어가 소비자를 오도하며 기만적이라고 하여 사기 광고라고 판정했다. 세계보건기구(WHO)에서는 개발도상국에 유아 유동식 판매 금지 결의안을 통과시키고, 가능하면 모든 유아들에게 모유를 먹여야 한다고 권고했다. 미국소아과학회와 미국소아과협회, 소아과연구협회, 외래소아과학회에서도 유아에게 모유를 먹이는 것이 최상이라는 사실을 인정했다. 전미유제품평의회에서조차 우유가 유아에게 적합한 식품이 아니라는 사실을 공개적으로 시인했다.

이처럼 우유가 사람 몸에 좋지 않다는 사실이 여러 의학단체와 연구기관, 소비자단체에서 제기되었다. 그럼에도 불구하고 낙농업계는 '우유는 모든 사람들을 위한 무언가를 갖고 있다'는 표어를 내세워 여전히 광고 캠페인을 벌이고 있다.

또 한 가지 우리가 크게 잘못 알고 있는 것이 있다. 바로 우유에 칼슘이 많이 들어 있다는 것이다. 아이들뿐만 아니라 어른들도 골다공증을 예방하기 위해 우유를 먹는다. 그런데 우유 소비량이 가장 높은 국가인 미국이 골다공증 최대 국가라는 점과 노르웨이, 덴마크, 스웨덴과 같이 우유 소비량이 많은 북유럽 국가들에서도 골다공증 발생 비율이 높다. 반면에 우유나 유제품의 섭취가 드문 아시아나 아프리카에서는 골다공증 환자 비율이 훨씬 적다.

우리나라의 경우 미국식 식생활로 바뀌어 가면서 우유 섭취 증가와 고령화 그리고 인스턴트식품 홍수로 골다증이 급속히 증가하고 있다고 한다. 실제로 대한골대사학회가 발표한 '골다공증 및 골다공증 골절 FACT SHEET 2019'에 따르면, 우리나라 50세 이상 골다공증 유병률은 22.4%, 골감소증의 유병률은 47.9%였다. 즉 성인 5명 중 1명은 골다공증, 2명 중 1명은 골감

소중으로 어려움을 겪고 있다는 의미다.

존스 홉킨스 의과대학 교수인 프랭크 오스키 박사는 자신의 저서들에서 그 이유를 유당을 소화하는 효소인 락타아제가 젖을 뗀 후에는 점점 줄어들고, 5세가 되면 거의 사라져서 칼슘 흡수를 할 수 없다고 말하고 있다.

칼슘을 흡수하기 위해서는 우유 안에 들어 있는 '락토오스'라는 당분을 소화시킬 수 있는 '락타아제'라는 소화효소가 있어야 한다. 락타아제가 없거나 부족한 사람이 우유를 다시면 우유 안에 들어 있는 칼슘을 흡수하지 못할 뿐더러, 소화되지 못한 락토오스가 대장에 서식하는 세균들의 먹이가 되어 유당불내증이라고 불리는 증상 때문에 설사, 복통 등을 일으킨다는 것은 이미 상식이다.

더구나 우유는 산성식품이기 때문에 이를 계속 먹게 되면 PH 7.35~7.45의 약알칼리성을 유지하기 위해 뼈 안에 저장된 칼슘을 빼내어 혈액으로 공급한다. 이러한 작용이 계속되다 보면 결국 골다공증이 일어나게 되는 것이다. 우유는 '암'을 키워 주는 인자라는 주장이 줄을 잇고 있다.

또 다른 자료를 보자. 우유에는 송아지를 태어난 지 47일 만에 송아지의 몸무게를 두 배로 늘리는 성장인자(IGF-1)를 갖고 있다. 소도 아니고 성장이 멈춘 성인이 이러한 고효율의 성장인자 (IGF-1)를 꾸준히 섭취하게 되면, 우리 몸은 정리할 시간을 갖지 못하고 오직 성장을 위해서만 자극받게 되는 것이다.

자연의 이치는 성장과 휴지, 또 그로 인한 보수, 복구, 정리를 반복해서 항상 최적의 상태를 유지하는 원리 속에 있는 것이다. 우리의 몸도 상처받은 세포, 유전자가 손상된 세포, 수명을 다한 세포들을 처리할 시간이 필요하다. 이 시스템이 작동되지 않을 때 암세포는 자라게 된다.

세계 IGF학회 부회장이자 영국 브리스톨 대학의 제프 홀리 (Jeff Holly) 교수는 인터뷰 중 "우유로 인해 혈중 IGF-1 농도가 높아지면 암 발병 위험이 높아지는가?"라는 질문에 대해서 다음과 같이 답변했다.

"IGF-1(인슐린유사성장인자-1)이 문제의 핵심이라는 것을 이해하는 게 중요하다. IGF-1은 인체에서 가장 중요한 호르몬 메신저 가운데 하나다. 여러분 몸에 IGF-1이 너무 없으면 심혈관 질환, 제2형 당뇨병, 골다공증, 인지기능 저하의 위험이 커질 가능성이 있다. 반면 IGF-1이 너무 많을 경우에는 유방암, 전립선암, 결장암, 직장암의 위험이 반드시 높아진다.

우리가 실시한 연구와 하버드 대학, 몬트리올 대학 연구진의 연구에서 혈중 IGF-1 농도를 기준으로 상위 4분의 1에 속하는 사람은 그러한 암의 위험이 3~4배 높다는 게 입증되었다. 유방 암의 경우, 폐경 이후에 발생하는 암보다는 폐경 이전에 나타나는 암에서 IGF-1과의 연관성이 더 크다. 높은 IGF-1 농도로 인해 사춘기 때나 그 이후에 유방암의 위험이 어느 정도 높아지는지 아직 정확히는 모른다.[1]

다시 한 번 짚고 넘어가자. 지구상의 어떤 젖먹이 동물도 이유기를 지나면 제 어미의 젖을 먹지 않는다. 유독 사람만이 젖을 뗀 후에도 젖을 먹는다. 그것도 '사람의 것'이 아닌 '소'의 젖을 먹는다.

우유는 우리가 알고 있던 것처럼 그렇게 완전하고 안전한 식품이 아니다. 절대적으로 필요한 식품도 아니다. 우유에 대한 잘못된 생각과 섭취의 증가는 반드시 생각해 볼 문제이다.

---

1 티에리 수카르 지음, 김성희 옮김, 『우유의 역습』, 알마, 2009.

18.

'먹기'를 잘해야 한다

우리가 살아가기 위해서 먹는 게 있다. 마음과 공기와 물, 음식 그리고 건강식품이 있다.

눈 뜨고 있을 때는 물론이요, 자면서도 먹는 것이 마음이다. 공기는 18kg을 먹는다고 한다. 물은 건강한 성인 기준으로 약 2.5L. 음식은 약 80%가 수분이고 보면, 하루 세 끼 음식 섭취량은 약 500g 정도. 건강식품의 경우 불과 수백 mg이다.

마음, 공짜다. 많이 먹는다. 공기, 공짜다. 약 18kg을 먹는다. 물, 공짜와 다름없다. 약 2.5L를 마신다. 음식, 값을 지불해야 한다. 먹는 양은 수분 빼면 500그램 정도다. 건강식품, 비싼 값을 지불해야 한다. 먹는 양은 수백 mg에 불과하다.

크나큰 낙심, 절망⋯ 순식간에 힘이 빠지고 쓰러지기도 하는, 이러한 감정 상태가 오래가면 질병으로 진행하는 것을 누구든지 알고 있다. 병은 마음의 독과 육체의 독이 장기간 중첩될 때 오게 된다. 중한 병에 걸렸을 때, 육체의 독을 빼기 위해 아무리 노력하더라도 마음의 독을 빼지 못하면 회복되지 못하는 것을 많이 봐 왔다.

공기 없이는 5분을 살기 힘들다. 물 없이는 5일을 살기 힘들다. 반면 음식 없이는 50일까지도 살 수 있다고 한다. 그리고 건강식품 없이는 50년에서 평생 동안도 건강하게 살 수 있다.

값이 쌀수록 많이 필요로 하는 것이고 생명 유지에 중요하다. 값이 비쌀수록 적게 필요로 하는 것이며 건강 유지에 덜 중요하다는 것을 한눈에 알 수 있다. 우리는 정말 중요한 것에 대한 가치를 모르고, 오히려 덜 중요한 것에 값비싼 대가를 지불하고 있지 않나 한 번쯤 생각해 볼 일이다.

마음먹는 방법, 숨 쉬는 방법, 물 먹는 방법, 음식 먹는 방법, 건강식품 먹는 방법⋯ 우리는 이것들에 대해서 과연 얼마나 바르게 알고 있을까?

마음먹기를 잘해야 한다

마음은 하루 종일 먹는다. 꿈속에서도 먹는다.

음식에도 질이 있듯이 마음에도 질이 있다. 가장 좋은 마음은 '감사하는 마음'과 누군가에게 '사랑받고 있다는 마음'이라고 이 분야를 연구하는 전문가들은 권유하고 있다. 더욱 우리의 능력에 대한 초월적인 존재의 사랑을 받고 있다는 마음은 엄청난 에너지와 치유 효과를 낸다고 한다. 애들이 엄마가 옆에 있을 때 기(氣)가 세지는 것을 보면 이해가 쉬울 것이다.

중병에 걸린 사람들이 식이요법에 관하여 상담을 요청해 오는 경우가 자주 있다. 배우자와 함께 오는 경우가 대부분인데, 그 경우 환자의 배우자가 얼마나 상대를 사랑하고 간절히 낫기를 원하는가, 얼마나 헌신할 열의가 있는가에 따라서 회복의 가능성과 속도가 다르다는 것을 목격해 왔다.

감사하는 마음과 자신이 의지할 수 있는 존재에게 사랑받고 있다는 믿음은 엄청난 생기를 일으키게 되어, 유전자의 회복에도 영향을 미쳐 건강 회복은 물론 삶의 역경마저도 이겨 낸다고 수많은 자료가 말해 주고 있음을 우리는 알고 있다.

감사하는 마음, 감동하는 마음, 사랑받고 있다는 믿음, 신 (God)에 대한 믿음… 이것들이야말로 가장 기본적인 건강 인자

181

임을 우리는 본능적으로 알고 있다.

전라도 말에, "마음이 편해야 신간이 편하다"라는 표현이 있다. 여기서 신간(身幹)은 몸통을 말한다. 감사하는 마음은 우리의 건강과 현실과 미래의 운명까지도 바뀌게 하는 최고의 묘약이다.

"마음이 편해야 건강하지!"

공기 먹기(숨 쉬기)의 방법이 중요하다

공기 없이는 5분을 살기 힘들다. 코는 숨을 쉬기 위해서 존재한다. 입은 물과 음식을 먹기 위해서 존재한다. 물론 숨이 가쁠 때는 입으로도 한다. 입은 비상용 숨의 통로인 것이다.

구강 호흡은 폐의 기능을 떨어뜨린다

폐는 건조하고 찬 공기를 싫어한다. 폐가 적절한 습도를 잃게 되면 폐포의 기능이 떨어져 곰팡이균에 쉽게 감염되고 미세먼지를 배출하는 능력이 떨어지게 된다. 또한 건조한 공기는 호흡기의 1차 방어막인 코의 점막과 기관지 점막 등을 마르게 해 바이러스나 먼지 등에 대한 저항력을 급격히 감소시키게 된다. 겨울철 호흡기 질환은 무엇보다 건조한 차고 건조한 공기가 주된 원인이다.

20대 중반부터 폐활량이 매년 20ml씩 줄어든다고 한다. 흡연자는 50ml씩 줄어든다고 한다. 더구나 50대부터는 일반적으로 폐 기능이 급격히 떨어진다고 한다. 45세 남성의 12%가 만성폐쇄성폐질환을 갖고 있다고도 보고된다. 이 환자들의 대부분이 구강 호흡을 하고 있는 것을 볼 수 있다.

구강 호흡은 에너지 생산과 생명의 원천이 되는 폐를 망가뜨리는 주범이라 할 수 있는 것이다.

거북목과 척추 변형을 유발한다

거북목은 스마트폰 및 컴퓨터 작업에 의한 잘못된 자세에서 오는 경우도 있지만, 입으로 숨을 쉬는 것이 지속되면서 발생하기도 한다. 또 지속적인 구강 호흡으로 인해 입이 벌어지게 되면 하악골이 아래로 처지면서 경추의 'C' 커브를 'I'자 형태로 변형시키게 되어 거북목을 유발하게 된다. 연이어 흉추의 변형과 요추의 전만 각도를 변화시켜 척추질환의 원인 중 하나가 되기도 한다.

주걱턱, 무(無)턱, 아데노이드 페이스, 안면 비대칭 유발

구강 호흡은 상악의 입 천정에서 혀가 떨어지면서 자연스럽게 하악(아래 턱)골이 뒤로 밀리거나 앞으로 내밀어지게 된다. 앞으로 밀리면서 처지면 주걱턱이 되는 것이다.

한편 뒤로 밀리면 무턱이 되면서 인중이 길어지게 되고, 입 천정에서 혀가 떨어지게 되면 상악의 악궁이 'U' 자에서 'V' 자 형태로 변형되어 치열이 흐트러지게 된다. 이렇게 되면, 얼굴이 길어지게 되고 이를 다물었을 때 치열의 전방부가 서로 맞닿지 않아 심하면 앞니를 쓸 수 없는 개방교합이 되는데, 이 형태를 아데노이드 페이스(Adenoid face, 구개편도)라고 한다.

뇌가 과열되어 뇌와 눈의 노화를 앞당기고 기능을 떨어뜨린다

구강 호흡에 대해 무관심했던 사람이라면 이 내용은 어쩌면 너무나 생소할 수도 있겠다. 뇌의 무게는 사람에 따라 차이가 있지만 70kg 체중의 성인의 뇌의 무게가 약 1.4kg으로 상정할 때 체중의 2% 정도가 된다. 그러나 뇌가 사용하는 혈액량은 전체 혈액량의 20%를 사용한다. 신경을 많이 쓰거나 어떤 일에 열중하다 보면 더 증가하여 복부내장과 하체의 혈액이 상체와 뇌로 집중되기 때문에 혈압이 오르고 복부와 하체가 차가워지게 된다. 따라서 뇌는 항상 과열되기 쉬운 장기인 것이다.

코로 공기가 빨려 들어가면 그 공기는 얼굴뼈의 동굴 속을 통과하여 목구멍으로 내려와 기도를 타고 폐로 들어간다. 얼굴뼈는 코 주위로 있는 뼈 속의 공간을 말하는데, 코 옆에 있다고 해서 부비동이라고 우리에게 알려진 곳이다. 얼굴을 보호하기 위한 것이라고 말하지만 이 구조는 호흡과 관련하여 폐와 뇌의 과열을 방지하는 등 우리가 다 알지 못하는 놀라운 기능을 갖고 있다.

눈 밑에는 위턱뼈동굴(상악동), 두 눈 사이에는 벌집뼈동굴(사골동), 이마 부분에는 이마뼈동굴(전두동) 그리고 눈 뒤쪽에는 나비뼈동굴(접형동)이 자리 잡고 있다. 이곳에서는 늘 일정한 점액이 흘러 점액 속의 뮤신이라 하는 당단백질에 의해 먼지와 바이러스, 세균들을 포집한다. 포집된 이들은 우리가 의식하지 못하는 사이에 목구멍의 식도를 통해 위로 들어가 위액에 의해 분해되어 부비동이 보호되는 것이다.

어릴 때부터 감기나 잘못된 식습관에 의해 급성 또는 만성비염이 되면 비강점막이 붓게 된다. 이러한 현상으로 장기적인 구강 호흡을 하게 되어, 부비동이 심하게 오염될 경우 부비동염(축농증)이 발생하게 된다. 나 역시도 중학교 1학년 때 이로 인해 심하게 불편을 겪었다.

또한, 비강을 통해 들어온 공기는 부비동들을 동시에 통과하여 폐에 딱 알맞은 온도와 습도를 갖춰서 0.25초 만에 폐포에 도달하게 된다. 이때 공기는 마치 자동차엔진의 '라디에이터' 역할

185

을 하게 되어 늘 과열되기 쉬운 눈과 뇌를 식히면서 그렇게 따뜻한 열을 머금은 채로 폐로 들어가게 된다.

이처럼 호흡은 단순히 숨을 쉬는 목적뿐 아니라 우리가 미처 알지 못했던 기능을 함께 갖고 있는데, 장기적인 구강 호흡은 동맥경화의 한 원인도 되어 심장의 관상동맥경화, 뇌동맥경화에도 일조를 한다고 한다.

한편으로 구강 호흡을 하게 되면 대부분 흉식 호흡을 하게 되어 산소 부족을 가져와 뇌 활동에도 지장을 주게 된다고 한다. 입을 벌리고 있으면 바보처럼 보이는데, 실제로 뇌의 기능이 떨어져 가는 것이다. 날숨은 입으로 해도 되지만 들숨만큼은 반드시 코로 하도록 노력해야 된다.

추운 겨울철 산행이나 운동을 하면 후두염이나 편도선염, 독감, 유행성감기를 앓게 되는 사람들이 꽤 있다. 이는 구강 호흡을 장시간 하게 되면서 건조하고 차가운 공기가 직접 후두점막의 점액을 마르게 하기 때문이다. 점액이 마르면 공기 중의 인플루엔자 바이러스가 점액의 뮤신에 의해 포집되지 않고 1차 방어선인 점막을 통과해서 우리 몸의 내부로 들어와 문제를 일으키는 것이다. 산행을 할 때도 들숨을 코로 할 수 있을 정도로 속도를 유지한다면 이런 일은 거의 일어나지 않을 것이다.

코 호흡이 습관화되면 겨울철에도 감기가 걸리지 않는다. 어린애들이 감기에 잘 걸리는 이유 중의 하나도 활동력이 높아 뛰어놀면서 입으로 숨을 쉬기 때문이다.

말을 할 때, 강의를 할 때도 들숨을 코로 하게 되면 물 한 모금도 먹지 않고 연속으로 2~3시간을 할 수 있음을 알게 될 것이다. 또한 피로도가 훨씬 덜함을 느끼게 된다. 나는 하루 8시간 이상을 강의와 상담을 하지만 목이 말라 물을 먹은 적은 거의 없다. 중학교 2학년 때 이후로 유행성감기나 독감, 후두염, 편도염 등을 앓은 적이 없다. COVID-19도 마찬가지였다. 당연히 백신을 맞지 않고 '비확진검사증'을 제시하면서 다녔다.

입은 입의 용도로, 코는 코의 용도로 써야 한다.

물은 어떻게 마셔야 하는가?

갈증 날 때 물 마시기

물은 생명 유지 조건에서 공기 다음으로 중요하다. 공기 없이는 5분 살기가 어렵고, 물 없이는 5일 생존하기가 힘들다. 이렇게 중요한 물도 어떻게 마시느냐에 따라 당장의 생명에는 지장이 없지만, 잘못된 방법으로 반복/지속해서 마시게 될 때 그 중 요성만큼이나 건강에 영향을 미치게 된다.

체중에 대한 체내 물 보유량, 즉 체수분량의 비율을 체수분률이라고 한다. 연령, 성별에 따라 개인 차가 있다. 태아는 체중의 약 80% 이상, 신생아는 약 75% 이상, 어린이는 약 70% 이상, 성인은 약 60~65%, 노인은 약 50~55%가 된다.

연령대에 따라 체수분률이 줄어드는 이유는 수분을 거의 포함하지 않은 체지방의 비율의 증가와 세포의 노화로 인한 세포의 함수율이 낮아지기 때문이다. 일반적으로 남성보다 여성이 체지방량이 많기 때문에 남성이 여성보다 높다.

물의 존재 없이는 생체 내의 생화학반응은 이루어질 수 없다. 그래서 생명체 존재 조건에서 가장 첫 번째 요소가 물인 것이다. 물이 없으면 생명도 없고, 생명 있는 곳에 물이 있다.

그런데 거의 대부분의 사람들이 물 마시는 법을 모른다. 이렇게 말하면 이해가 안 될 것이다.

이 땅에서의 모든 답은 자연(自然)에 있다. 자연은 천연(天然)이고 천연은 하늘의 이치로부터 유래한 것이다. 그래서 자연스러운 것은 천연스러운 것이고 완전한 것이다. 그 어떤 행위나 현상도 부자연스러운 것이라면 옳지 못하다는 이야기다. 지금껏 부자연스러운 행위나 현상, 논리, 이론 등이 진리인 것이 없었다. 있었다 하더라도 후에는 모두 부정되어졌다.

물 섭취의 자연현상을 살펴보자. 지구상의 어떤 생명체도 갈증이 없을 때는 물을 섭취하지 않는다.

동물들을 보자. 갈증 없이 일부러 물 마시러 움직이는 동물은 없다. "소를 물 가로 끌고 갈 수는 있어도 물을 마시는 것은 소 마음이다"라는 속담이 있을 정도다. 아무리 말 잘 듣는 애완동물들도 그렇다. 식물들도 마찬가지다. 화초 기르기는 물 주기를 잘해야 한다. 아무리 물을 좋아하는 화초일망정 물을 자주 주면 뿌리가 썩어 죽는다.

밭의 농작물도 마찬가지다. 물론 수생식물이나 뿌리를 깊고 강하게 내리는 초목, 잡초나 밭작물은 그렇지 않다. 하지만 이들 식물들도 내부적으론 필요한 만큼만 물을 흡수한다.

갈급함이 있을 때 자기 정리를 하고 시스템을 정비한다. 이렇게 생존하기 위한 생명현상의 발현(發現)이 일어난다. 생명력, 생존력이 강해지는 것이다.

자연은 늘 그렇다. 부족과 채움을 반복해서 모든 생명체를 생육/번성시킨다. 음식도 그렇다. 포만감 후에는 반드시 공복감을 일정 기간 유지해야 시스템 정비가 일어나고, 살아남기 위한 생명력이 깨어나는 것이다.

　모든 훈련과 연단은 부족하고 힘들게 함으로써 강하게 만드는 과정임을 다시 한 번 돌아볼 일이다.

　갈증 없이 자라는 생명체는 온실 속의 화초와 농작물이다. 자체적으로 생명력이 부족하니 그것을 먹는 사람도 강한 생명력을 얻을 수 없다. 당장의 물 부족은 체액을 산성화시키고 세포를 괴롭게 하지만, 그러한 악조건을 극복하기 위해서 평소 고여 있던 부종의 물이나 지방을 분해하거나 병든 세포를 파괴하여 물을 얻는다. 이른바 경제적 환경이 어려울 때 기업이 '정리 해고'를 통하여 기업의 효율성을 높이고 생존 경쟁력을 갖추는 행위와 같은 것이다.

　물이 넘쳐서 혈액 내 수분량이 많아지면 혈압을 조절하기 위해서 신장은 쉴 새 없이 오줌을 만들어야 한다. 얼마나 신장이 힘들겠는가! 신장이 하는 일이 너무나 많기 때문에 그로 인해 수많은 사람이 신장질환으로 인해 질 낮은 삶을 살아가고 있음을 우리는 현실에서 보고 있다.

　다시 정리해 보자. 물은 갈증이 있을 때 마셔야 한다. 하루 중에 최소 두 번 이상은 갈증을 느끼도록 생활을 해야 한다.

갈증은 염분 — 소금성분 — 과 물의 비율에 의해 일어난다. 높은 염분비로 인해 혈액의 염분 농도가 0.9% 이상이 되면 갈증으로 물을 마시게 되고 그렇게 해서 넘치는 혈액량은 염분과 함께 오줌으로 빠져나가게 된다. 만일 염분비가 모자라게 되면 갈증을 못 느끼게 되지만, 복부 냉기로 인해 상체의 열이 하체로 충분히 순환하지 못하게 될 경우 상체로 열이 뭉쳐 작열감으로 인하여 염분과 상관없이 갈증을 느끼게 된다. 상체의 작열감으로 상체는 땀이 계속 흐르게 되면서 염분은 점점 부족해진다. 이때 세포와 간질액 사이의 삼투압이 형성되지 않아 체수분 부족이 생기거나 부종이 생기게 되는 것이다.

우리 몸의 갈증이라는 것은 기계적인 측면에서 보면 냉각수 부족이라 할 수 있다. 엔진에 냉각수가 부족하면 과열이 된다. 엔진이 갈증을 느끼게 되는 현상이다.

우리 몸 내부는 늘 습기에 젖어 있고, 일정한 습(濕)을 유지하기 위해서는 위장의 온도가 37℃ 이상을 유지해야 한다. 만일 이보다 온도가 낮아지면 복강내의 다른 장기들의 온도도 정상 온도를 유지 못한다는 의미가 된다. 이렇게 되면 정상적인 수분 대사가 이루어지기 어려워 몸 내부가 정상적인 습(濕)을 유지 못하고 젖은 수건처럼 된다. 이것이 냉기이다. 이것들은 몸 전체의 수분 대사에 영향을 미쳐 온몸이 사실상 마르지 않는 수건처럼 되는 것이다.

이런 사람들은 조금만 움직이거나 따뜻한 곳에 들어가면 땀을 많이 흘리면서 더워 하게 된다. 이때 그 사람은 본인이 열이 많다고 착각하게 된다. 손바닥, 발바닥, 겨드랑이, 사타구니, 목덜미, 이마 등에 땀이 나는 차가운 땀이 나는 것이다.

우리는 활동을 하고, 식사를 하고, 물과 음료나 차를 마시고, 과일들을 먹게 된다. 이러한 생활 속에서 어쩔 수 없이, 노동이나 운동을 충분히 하지 않는 이상 수분이 넘치게 되어 있다. 그런데도 물을 2리터 이상 먹어서 오줌 색을 맑게 유지시켜야 한다고 물 먹기를 권장하고 있다. 정수기와 생수회사의 어긋난 물 건강법의 홍보 영향인 것이다.

자연의 이치가 그렇듯이 인체 내부도 마름과 젖음이 반복되어야 한다. 생활 속에서 자꾸 젖어 가는 몸 내부는 상체의 정체된 열이 아닌 염분과 수분량에 의해 일어나는 정상적인 갈증이 날 때 복강내부의 온도가 올라가게 되어 있다. 그래서 '타는 듯한 목마름'이라고 하지 않는가!

이러한 내부 과열 증상은 젖어 있던 내부의 습(濕)을 흡수하여 복부 냉기를 제거하는 역할을 하게 된다. 순식간에 내부 정체 수분을 해결하게 되는 것이다. 이러한 몸의 자연스러운 갈증에 의해 물을 마시게 되면 물은 스펀지에 물 스며들듯이 조직에 다시 스며들게 된다. 간간히 있는 갈증을 통하여 우리는 내부 습(냉기)을 제거하는 것이다.

식사 2시간 후에 마시기

식사 2시간 후에 물을 마셔야 되는 이유는 위액의 농도를 희석시키지 말아야 하기 때문이다. 위액은 음식 속의 균들을 80% 이상 살균하게 되고, 음식을 쪼개고 단백질을 1차로 소화시킨다. 만일 식사 중에 국물이나 물을 과다 섭취하거나 식후에 물을 또 마시게 되면 위액의 작용을 받지 못하게 되는 것이다.

위(胃)는 물을 흡수하지 못한다. 물과 음식이 함께 들어가면 위는 물과 음식을 분리하기 위해서 많은 추가의 에너지를 사용하게 된다. 이것은 마치 설사를 참으며 소변을 누려는 것과 같이 위장을 힘들게 하는 상황인 것이다.

밀크쉐이크처럼 과일 주스, 야채 주스, 녹즙 등을 마시거나 분쇄된 음식물, 분말형 건강식품 등을 물에 회석해서 마시는 행위는 위액의 기능을 발휘하지 못하게 하고 위장을 무력화시킨다. 물론 위장의 힘이 병적으로 약화되었을 때엔 미음이나 죽 또는 꿀을 탄 액상의 음식을 먹는 것은 일정 기간 동안은 치료를 위해서 좋다. 하지만 건강한 사람이라도 일주일만 매일 매 끼니를 죽으로 먹어 보라. 당장에 위가 무력해질 것이다.

위장이 일을 할 때는 물을 싫어한다. 음식의 80% 이상이 수분이다. 침의 양과 위액, 담즙, 췌장액, 장액의 양을 감안하면 위장관 안의 음식은 아주 묽은 미즙 상태가 된다. 한 끼 식사 시에 약 2리터의 소화액이 분비된다. 여기에 추가적인 물은 결코 도움이 안 될 뿐 아니라 오히려 방해만 될 뿐이다.

위장에서 물이 흡수가 안 되기 때문에 물을 먼저 분리하여 십이지장으로 내려보내야 하지만 너무 힘들어서 위액 처리가 덜 된 음식물을 함께 내려보내게 된다. 주스 형태로 들어온 음식은 물로 취급해서 바로 내려보내 버린다. 이렇게 처리 안 된 액상 상태의 생야채나 액생 과일들은 멸균처리가 안 되어 장에서 부패를 일으키게 된다. 이것이 다이어트를 위해 이런 방법을 쓰는 젊은이들 중에 소장에 심각한 질환을 갖는 경우가 많은 이유다. 이런 식사법은 변에서 악취가 나게 한다.

다른 각도에서 물과 소화를 살펴보자. 위장은 오행에 있어서 흙(土)의 성질이다. 장부 간의 순행(順行)에 있어서 토극수(土克水) 상태가 유지되어야 한다. 그래야 흙이 물을 제어할 수 있게 된다. 군대는 군대가 막고 물은 흙이 막는 법이다. 하지만 수시로 물을 마시고 식사 중 또는 식후에 곧바로 물을 마시는 것은 수극토(水克土)가 되어, 장마가 질척한 황토길과 산사태를 유발하는 것과 같은 역할을 위장에 하는 것이 된다.

물은 위장이 비어 있고 갈증이 날 때 마셔야 한다. 식후에 즉시 일어나는 갈증은 20분 정도를 기다리면 이러한 원리로 조절되지만 시간이 지나도 해결되지 않는 갈증은 지나친 염분이나 화학감미료나 합성식용색소의 과다 때문이기 때문에 상온 이상의 물을 마셔야 함은 당연하다.

20분 후 쯤에 없어지는 갈증은 우리 몸 내부의 남아도는 정체 수분으로 조절된 현상이다. 이러한 경우에는 2시간 후에 물을 마시도록 하지만 그것도 갈증이 없다면 억지로 마실 필요가 없다.

자주 마시는 물, 갈증 없이 마시는 물, 식후에 곧바로 마시는 물은 위를 무력하게 하고 소화불량을 불러온다. 또한 몸속의 냉기를 키우는 주범 중의 하나이기도 하다.

인간이 추구하는 삶의 목표는 '행복'이다. 독일 통일을 완성한 철혈(血) 재상 비스마르크(Bismarck, 1815~1898)가 남긴 "돈을 잃으면 조금 잃는 것이고, 명예를 잃으면 많이 잃는 것이며, 건강을 잃으면 전부를 잃는 것이다"라는 경구도 같은 의미이다.

사람은 자연에서 태어나 자연으로 돌아간다. 자연은 인간 육체의 고향이다. 지금 이 지구 위에서 일어나는 환경적 재앙은 자연의 이치와 섭리를 저버린 인간의 오만과 탐욕의 결과물이다. 더 나아가 우리에게 건강 회복을 약에 의존하게 만들어 왔다.

현대의학이 고도로 발달했다고 해도 각종 질병을 치료하는 데는 한계가 있을 수밖에 없다. 질병에 걸리지 않고 활기찬 건강을 유지하려면 건강에 대한 지식과 이해가 필요하다. 그런데 건강이라는 목표에 도달하기 위해 실천하려 해도 너무 어려우면 포기하기 일쑤다.

이 책은 이러한 관점에서 출발했다. 만병의 근원인 급증하는 장 질환과 독소를 해결하기 위해 가장 쉽게 실천할 수 있는 방법을 찾아 이를 실천 과제로 제시해 보았다.

세계인의 건강을 관리하기 위하여 1949년, 세계보건기구(WHO)가 창설되었는데 이 헌장에서 "건강은 단순히 신체에 질병이 없다는 것만이 아니고 몸과 마음이 함께 건전해야 한다(Health is a state of complete physical, mental, and social well-being, and not merely the absence of disease or infertility)"고 선언했다.

아무쪼록 이 책을 통하여 진정한 '자연스러운 건강법'을 이해하여 건강을 유지하고 회복하여, 몸과 마음 모두 건강한 '건강 수명 백세 시대'를 맞이하는 데 보탬이 되기를 소망해 본다.

이 책이 세상에 나올 수 있도록 힘써 주신 '큰나' 출판사 최원교 대표를 비롯한 자담인 임원 여러분께 깊은 감사를 드린다.

참고문헌

- 닥터 월렉 지음, 박우철 옮김, 『죽은 의사는 거짓말을 하지 않는다』 꿈과의지, 2021.
- 마쓰다 야스히데 지음, 이혁재 옮김, 『면역력을 높이는 장 건강법』 조선일보사, 2005.
- 마이클 폴란 지음, 조윤정 옮김, 『잡식동물의 딜레마』 다른세상, 2008.
- 무라타 히로시 지음, 박재현 옮김, 『장이 살아야 내 몸이 산다』 이상, 2009.
- 수잔 블룸, 미셸 벤더 지음, 최세환, 지영미 옮김, 『면역의 배신』 범문에듀케이션, 2017.
- 스티븐 왕겐 지음, 박지훈 옮김, 『밀가루만 끊어도 100가지 병을 막을 수 있다』 끌레마, 2012.
- 쓰가와 유스케 지음, 송수영 옮김, 『과학으로 증명한 최고의 식사』 이아소, 2020.
- 신야 히로미 지음, 황선종 옮김, 『불로장생 탑시크릿』 맥스미디어, 2008.
- 앤드류 스텐웨이, 리차드 그로스만 외 지음, 박지영 옮김, 『자연요법백과』 하남출판사, 1994.
- 이시하라 유우미 지음, 박현미 옮김, 『몸이 원하는 장수 요법』 전나무숲, 2011.
- 제러미 리프킨 지음, 신현승 옮김, 『육식의 종말』 시공사, 2002.
- 제이슨 펑, 지미 무어 지음, 이문영 옮김, 『독소를 비우는 몸』 라이팅하우스, 2018.
- 제이슨 펑 지음, 제효영 옮김, 『비만코드』 시그마북스, 2018.
- 티에리 수카르 지음, 김성희 옮김, 『우유의 역습』 알마, 2009.
- 코다 미츠오 지음, 김소운 옮김, 『장독을 비워라』 동도원, 2005.

- 하비 다이아몬드 지음, 김민숙 옮김, 『내 몸이 아프지 않고 잘사는 법』 한언, 2005.
- Dr Joan Webster-Gandy 지음, 김충배 편역, 『식품과 영양』 아카데미아, 2005.
- Paul. K. Lee 지음, CBHI 편집부 옮김, 『Sac 칼슘의 혁명』 도서출판 주안, 2018.
- 구본홍 지음, 『미네랄, 내 몸을 살린다』 모아북스, 2011.
- 권오길 지음, 『인체기행』 지성사, 2021.
- 김세현 지음, 『5%는 의사가 고치고, 95%는 내 몸이 고친다』 지식과감성#, 2013.
- 백희영, 이심열 외 지음, 『건강을 위한 식생활과 영양』 파워북, 2018.
- 서재걸 지음, 『사람의 몸에는 100명의 의사가 산다』 문학사상, 2008.
- 신찬수 지음, 『대한민국 최고의 명의가 들려주는 골다공증』 서울대학교출판문화원, 2015.
- 이기영 지음, 『음식이 몸이다』 살림출판사, 2011.
- 이부경 지음, 『건강혁명』 우리출판사, 1999.
- 이현기 지음, 『정반대 의학 1』 흡선치유닷컴, 2016.
- 이현기 지음, 『칼슘영양의 신비』 약업신문, 1992.
- 정윤상 지음, 『온열요법, 내 몸을 살린다』 모아북스, 2009.
- 정해옥, 김은실, 정승태 외 지음, 『식품영양학』 문지사, 2003.
- 주기환 지음, 『자연에 존재하는 칼슘의 파워』 배문사, 2008.
- 주기환 지음, 『혈액과 물과 공기』 배문사, 2007.
- 진주현 지음, 『뼈가 들려준 이야기』 푸른숲, 2015.
- 최현석 지음, 『교양으로 읽는 우리 몸 사전』 서해문집, 2017.
- 홍동주 지음, 『37도 건강학』 아이프렌드, 2012.
- 장두석의 '병은 없다', 프레시안, 2012.

장청몸청

초판 1쇄 인쇄 | 2023년 11월 17일
초판 2쇄 발행 | 2024년 02월 28일

지은이 | 최송철

펴낸이 | 최원교
펴낸곳 | 공감

등 록 | 1991년 1월 22일 제21-223호
주 소 | 서울시 송파구 마천로 113
전 화 | (02)448-9661 팩스 | (02)448-9663
홈페이지 | www.kunna.co.kr
E-mail | kunnabooks@naver.com

ISBN 978-89-6065-331-3 (13510)